Arthur Becker

Beschwerdemanagement in der Pflege

Eine empirische Studie
in Altenpflegeeinrichtungen
des Rhein-Neckar-Kreises

Diplomica Verlag GmbH

Becker, Arthur: Beschwerdemanagement in der Pflege: Eine empirische Studie in Altenpflegeeinrichtungen des Rhein-Neckar-Kreises, Hamburg, Diplomica Verlag GmbH 2013

Buch-ISBN: 978-3-8428-9595-9
PDF-eBook-ISBN: 978-3-8428-4595-4
Druck/Herstellung: Diplomica® Verlag GmbH, Hamburg, 2013

Bibliografische Information der Deutschen Nationalbibliothek:
Die Deutsche Nationalbibliothek verzeichnet diese Publikation in der Deutschen Nationalbibliografie; detaillierte bibliografische Daten sind im Internet über http://dnb.d-nb.de abrufbar.

Das Werk einschließlich aller seiner Teile ist urheberrechtlich geschützt. Jede Verwertung außerhalb der Grenzen des Urheberrechtsgesetzes ist ohne Zustimmung des Verlages unzulässig und strafbar. Dies gilt insbesondere für Vervielfältigungen, Übersetzungen, Mikroverfilmungen und die Einspeicherung und Bearbeitung in elektronischen Systemen.

Die Wiedergabe von Gebrauchsnamen, Handelsnamen, Warenbezeichnungen usw. in diesem Werk berechtigt auch ohne besondere Kennzeichnung nicht zu der Annahme, dass solche Namen im Sinne der Warenzeichen- und Markenschutz-Gesetzgebung als frei zu betrachten wären und daher von jedermann benutzt werden dürften.

Die Informationen in diesem Werk wurden mit Sorgfalt erarbeitet. Dennoch können Fehler nicht vollständig ausgeschlossen werden und die Diplomica Verlag GmbH, die Autoren oder Übersetzer übernehmen keine juristische Verantwortung oder irgendeine Haftung für evtl. verbliebene fehlerhafte Angaben und deren Folgen.

Alle Rechte vorbehalten

© Diplomica Verlag GmbH
Hermannstal 119k, 22119 Hamburg
http://www.diplomica-verlag.de, Hamburg 2013
Printed in Germany

Inhaltsverzeichnis

Verzeichnis der Gesetze und Richtlinien 9

Tabellenverzeichnis 10

Abbildungsverzeichnis 10

Anlagenverzeichnis 10

Abkürzungsverzeichnis 11

1   Einleitung 13

2   **Grundlagen** 15
    2.1   Grundlagen der stationären Altenpflege 15
    2.2   Beschwerde und Beschwerdemanagement 16
    2.3   Der Beschwerdemanagementprozess 16
        2.3.1   Die Beschwerdestimulierung 17
        2.3.2   Die Beschwerdeannahme 17
        2.3.3   Die Beschwerdebearbeitung 17
        2.3.4   Die Beschwerdereaktion 17
        2.3.5   Die Beschwerdeauswertung 18
        2.3.6   Das Beschwerdemanagement-Controlling 18
    2.4   Beschwerdemanagement als Teil des Qualitätsmanagement 18

3   Literaturrecherche 20
    3.1   Methodik der Literatursuche 20
    3.2   Resultate der Literatursuche 21
        3.2.1   Ähnliche Studien 21
        3.2.2   Gründe für das Beschwerdemanagement 21
        3.2.3   Kriterien zur Überprüfung von Beschwerdemanagement 22
        3.2.4   Inhalte von Qualitätszertifizierungen 23
        3.2.5   Forderungen durch externe Instanzen 23

4   **Fragestellungen und Formulierung von Hypothesen** 25

5   **Operationalisierung** 27

6   **Das Forschungsdesign** 28

7   **Das Untersuchungsfeld** 29
    7.1   Die Datenbank 29
    7.2   Untersuchungsgebiet und Rücklaufquote 30

7.3 Gewähltes Untersuchungsgebiet 30

8 Methoden und Ausarbeitung 32

8.1 Vermeidung/Minimierung von Verzerrungen 32

    8.1.1 Verringerung des Einflusses personengebundener Faktoren 32

    8.1.2 Verringerung von Verzerrung durch fehlende Rückläufe und fehlender Antworten 33

    8.1.3 Verringerung von Verzerrung durch modal bedingte Faktoren 33

8.2 Zur Frageformulierung 34

8.3 Ethische Aspekte 34

8.4 Zur methodischen Vorgehensweise 35

8.5 Umsetzung der ausgearbeiteten Kriterien 36

8.6 Gütekriterien des Fragebogens 37

9 Erhebung der Daten 39

10 Bearbeitung und Dokumentation der Daten 40

11 Auswertung der Daten 41

11.1 Zum Rücklauf 41

11.2 Teil 1. Allgemeine Angaben zur Altenpflegeeinrichtung 42

11.3 Teil 2. Angaben zum Beschwerdemanagement 44

12 Interpretation der Daten 50

12.1 Zum Rücklauf 50

12.2 Ungültige Datensätze 50

12.3 Die Rücklaufquote 50

12.4 Interpretation der Fragebogendaten 51

    12.4.1 Hauptfragen der Studie 51

    12.4.2 Eintragungen in Freitextfeldern/Eintragungen zur Kategorie sonstige Antwort 52

    12.4.3 Eintragungen zur Kategorie keine Antwort 53

13 Ergebnisdiskussion 55

14 Überprüfung und Verallgemeinerung 56

15 Ableitung von Fragestellungen 58

15.1 Konsequenz 58

15.2 Ein Beispiel 58

16 Resümee 60

Quellenverzeichnis 63

Verzeichnis der Gesetze und Richtlinien

SGB XI
(2009)

11. Sozialgesetzbuch (SGB). Elftes Buch (XI).
Soziale Pflegeversicherung vom 26.5.1994.
Zuletzt geändert am 30.7.2009, BGBl. I: 2495.

Qualitätsprüfungs-
Richtlinien
(2009)

Richtlinien des GKV-Spitzenverbandes über
die Prüfung der in Pflegeeinrichtungen erbrachten Leistungen und deren Qualität
nach § 114 SGB XI vom 11.06.2009
i. d. F. v. 30.06.2009.

Tabellenverzeichnis

Tab. 1: Zur Rücklaufquote 41
Tab. 2: Standard zum Umgang mit Beschwerden. 48
Tab. 3: Nichtbeantwortung von Fragen durch Teilnehmer 53

Abbildungsverzeichnis

Abb. 1: Rücklauf der Fragebögen 42
Abb. 2: Anzahl betreuter Bewohne. 43
Abb. 3: Gibt es in Ihrer Einrichtung eine Qualitätszertifizierung? 44
Abb. 4: Beschwerdemanagement als Bestandteil des Qualitätsmanagements und der Qualitätssicherung 45
Abb. 5: Forderung eines Nachweises für ein Beschwerdemanagement durch externe Instanzen (z.B. MDK). 46
Abb. 6: Der Stellenwert von Beschwerdemanagement in den stationären Altenpflegeeinrichtungen. 47
Abb. 7: Wird von Ihrer Einrichtung eine Fortbildung zum Thema Beschwerdemanagement durchgeführt? 49

Anlagenverzeichnis

Anlage 1: Anschreiben 67
Anlage 2: Fragebogen zur Forschungsstudie 69
Anlage 3: Nicht vorgegebene Antworten von den stationären Altenpflegeeinrichtungen 73
Anlage 4: Abbildungen zur Beschwerdeauswertung in den stationären Altenpflegeeinrichtungen 78

Abkürzungsverzeichnis

Abb.	Abbildung
BGBl.	Bundesgesetzblatt
et al.	„und andere" (lat.)
f.	folgende
ff.	fortfolgende
FRAB	Frequenz-Relevanz-Analyse von Beschwerden
GKV	Gesetzliche Krankenversicherung
HL	Heimleitung
HWL	Hauswirtschafsleitung
i. d. F. v.	in der Fassung vom
Hrsg.	Herausgeber(in)
Kap.	Kapitel
MA	Mitarbeiter(In)
MDK	Medizinischer Dienst der Krankenversicherung
MDS	Medizinischer Dienst des Spitzenverbandes Bund der Krankenkassen e.V. (MDS)
Nr.	Nummer
o. ä.	oder ähnliche
o. J.	ohne Jahr
o. O.	ohne Ort
PDL	Pflegedienstleitung
QM	Qualitätsmanagement
QMB	Qualitätsmanagementbeauftragte(r)
s. o.	siehe oben
Tab.	Tabelle
u. a.	unter anderem
u. U.	unter Umständen
vgl.	vergleiche
WBL	Wohnbereichsleitung
z. B.	zum Beispiel

1 Einleitung

Die vorliegende empirische Studie befasst sich mit dem Thema Beschwerdemanagement in stationären Altenpflegeeinrichtungen[1]. Der pflegerische praxisbezogene Alltag ist aus meiner Erfahrung heraus nicht nur durch zufriedene Kunden bestimmt, sondern auch durch Unzufriedene. Diese Unzufriedenheit äußert sich oft in Form von Beschwerden, die mündlich oder schriftlich artikuliert werden. Eine professionelle Lösung zum Umgang mit Beschwerden bietet aus meiner Sicht das Beschwerdemanagement.

Die Qualitätssicherung und somit auch das Beschwerdemanagement haben in der Industrie bereits einen langjährigen Brauch (vgl. Poser/Schlüter 2001: 7).

Aus diesem Hintergrund hat sich die Thematik für meine Studie entwickelt, die das Beschwerdemanagement und dessen Anwendung in stationären Altenpflegeeinrichtungen als Teil des Qualitätsmanagement analysiert.

Derzeit besteht noch keine gesetzliche Verpflichtung zum Führen eines Beschwerdemanagement in stationären Altenpflegeeinrichtungen, es gehört zu den freiwilligen Maßnahmen des Qualitätsmanagement (vgl. Weidlich 2011: 74).

Mit der empirischen Studie möchte ich vor allem analysieren, ob das Beschwerdemanagement in den stationären Altenpflegeeinrichtungen angewendet wird und wie dessen Umsetzung erfolgt. Die Gründe der Einrichtungen für die Anwendung des Beschwerdemanagements sowie der Stellenwert sollen herausgefunden werden. Des Weiteren werden Antworten gesucht, welche Formen der Anwendung beim Beschwerdemanagement existieren und ob externe Instanzen Nachweise sehen wollen.

Um dies herauszufinden erstelle ich eine quantitative Studie in Form von Fragebögen, die an verschiedene Einrichtungen der stationären Altenpflege im Rhein-Neckar-Dreieck versendet werden.

Mittels einer Literaturrecherche bestimme ich Kriterien für ein effektives Beschwerdemanagement, um eine sinnvolle Überprüfung zu ermöglichen. Diese Kriterien fließen in den Fragebogen ein. Die Ergebnisse der Auswertung werden grafisch dargestellt und interpretiert. Zum Abschluss der empirischen Studie wer-

---

[1] Die Begriffe „stationäre Altenpflegeeinrichtungen" und „Pflegeheime" werden in dieser Studie synonym benutzt.

den mögliche Verbesserungspotentiale abgeleitet und darauf aufbauende Themenstellungen vorgestellt.

Die Forschungsstudie beinhaltet sechzehn Kapitel. In Kapitel zwei werden die Grundlagen für die Thematik der Studie erörtert. Der Aufbau der darauffolgenden Kapitel orientiert sich in wesentlichen Zügen an den Schritten des linearen Forschungsprozesses bei quantitativer Forschung (vgl. Flick o. J.: 11). Kapitel neun geht auf die Erhebung der Daten in dieser Studie ein. In Kapitel zehn wird die Bearbeitung und Dokumentation der Daten erörtert. Kapitel elf beinhaltet die Datenauswertung mit den dazugehörigen Abbildungen. Im darauffolgenden Abschnitt nehme ich die Interpretation der Daten vor. Das letzte Kapitel schließt mit einem Resümee ab und beinhaltet einen Themenvorschlag für eine weitere empirische Studie.

2 Grundlagen

In dieser Studie geht es hauptsächlich um die Fragestellung, ob stationäre Altenpflegeeinrichtungen ein Beschwerdemanagement anwenden und welche inhaltlichen Maßnahmen dazu ergriffen werden bzw. ob gezielte Maßnahmen eingesetzt werden um den Beschwerdemanagementprozess umzusetzen.

Zunächst wird eine Basis geschaffen, um sich mit dem Thema intensiver auseinandersetzen zu können. Folgende Fragestellungen werden für das weitere Verständnis beantwortet:

- Stationäre Altenpflege: was heißt das und was ist damit gemeint?
- Beschwerde und Beschwerdemanagement: was ist darunter zu verstehen?
- Beschwerdemanagementprozess: was gehört dazu und welche Definitionen gibt es?
- Qualitätsmanagement: was ist das und wie lässt sich das Beschwerdemanagement zuordnen?

2.1 Grundlagen der stationären Altenpflege

Was heißt stationäre Altenpflege? Hiermit sind stationäre Pflegeeinrichtungen nach dem Pflegeversicherungsgesetz gemeint (Pflegeheime). Diese Einrichtungen bieten neben der Dauerpflege die Tages-, Nacht- und Kurzzeitpflege an. Pflegeheime können durch ihre Platzzahl unterschieden werden: große Pflegeheime verfügen über 150 Plätze, mittlere Pflegeheime über etwa 50 bis 150 und kleine Pflegeheime über 20 bis 50 Plätze (vgl. Thiele et al. 2007: 219).

Im § 71 Abs. 2 SGB XI ist festgelegt, dass stationäre Pflegeeinrichtungen selbständig wirtschaftende Einrichtungen sind. Hier werden Pflegebedürftige in dauerhafter Verantwortung einer ausgebildeten Pflegefachkraft gepflegt. Es besteht die Möglichkeit einer teilstationären Pflege, d. h. lediglich tagsüber oder nachts und einer vollstationären bzw. ganztägigen Pflege (vgl. Thiele et al. 2007: 241).

Für die Bezeichnung „Alt" wurde in diesem Zusammenhang keine eindeutig festgelegte Definition gefunden. Durch die Ableitungen der Bezeichnung kann die Bedeutung erschlossen werden:

Mit dem Begriff *altern* ist ein soziales, psychisches und biologisches Geschehen gemeint, dass mit der Geburt beginnt und fortschreitet. Dieses Geschehen ist nicht nur auf das höhere Lebensalter bezogen. Mit dem Begriff *Alter* wird zum einen die Lebensphase des Alters ausgedrückt, womit meist das Alter nach dem sechzigsten Lebensjahr verstanden wird. Zum anderen soll der Begriff *Alter* das biologische bzw. biografische Alter eines Menschen ausdrücken (vgl. Menche 2011: 141).

2.2 Beschwerde und Beschwerdemanagement

Was ist unter dem Begriff Beschwerde zu verstehen? *„Verbale Äußerung einer subjektiv empfundenen Unzufriedenheit"* (Weidlich 2011: 74).

Wie kann der Begriff Beschwerdemanagement definiert werden? *„Systematischer Umgang mit Beschwerden. Erfassung, Dokumentation, Weiterleitung und Bearbeitung von Beschwerden sowie Maßnahmen, die dazu beitragen, die Zufriedenheit des Kunden zu steigern und langfristig zu sichern"* (Weidlich 2011: 74).

2.3 Der Beschwerdemanagementprozess

Was gehört dazu und welche Definitionen gibt es? Der Beschwerdemanagementprozess besteht aus: Beschwerdestimulierung, Beschwerdeannahme, Beschwerdebearbeitung und Beschwerdereaktion (=direkter Beschwerdemanagementprozess); Beschwerdeauswertung u. Beschwerdemanagement-Controlling (=Indirekter Beschwerdemanagementprozess) (vgl. Stauss, Seidel 1998: 66).

Nur wenn die Aufgaben des Beschwerdemanagementprozesses erledigt werden, können die Ziele des Beschwerdemanagements erreicht werden! (vgl. Stauss, Seidel 2007: 82).

Da diese Bestandteile für die Umsetzung des Beschwerdemanagements entscheidend sind und auch im Fragebogen erfragt werden, soll im Folgenden auf die Bedeutung der Prozessschritte eingegangen werden.

2.3.1 Die Beschwerdestimulierung

Die Bereitschaft der Kunden Beschwerden gegenüber dem Unternehmen zu äußern sollen gefördert werden. Die wesentlichen Mittel zur Beschwerdestimulierung sind die Errichtung von Beschwerdekanälen sowie die rege Kommunikation. Beschwerdebarrieren sollen beseitigt werden und der unzufriedene Kunde soll seine Probleme äußern (vgl. Stauss, Seidel 2007: 672).

2.3.2 Die Beschwerdeannahme

Zum Beschwerdeeingang gehört die klare Zuweisung zu Verantwortungsbereichen. Die Mitarbeiter sind auf den Eingang von Beschwerden vorzubereiten. Eine eindeutige Erfassung von Beschwerdeinformationen ist von Nöten. Die Beschwerdeerfassung bedarf eines Kategorieschemas. Beschwerdemanagementsoftwaresysteme oder Eingabemasken und standardisierte Formblätter sollen eine strukturierte, schnelle und vollständige Erfassung ermöglichen (vgl. Stauss, Seidel 2007: 672 f.).

2.3.3 Die Beschwerdebearbeitung

Die Effektivität und Effizienz der Bearbeitungsprozesse soll gesichert und genau definiert sein. Klare Verantwortlichkeiten sollten festgelegt werden. Zeitliche Durchlaufzeiten und Standards sind zu bestimmen. Es sind Systeme und Standards einzurichten, die eine termingerechte Bearbeitung ermöglichen. Eine Festlegung der Kommunikationswege ist zur reibungslosen Bearbeitung erforderlich. Die Dokumentation der Bearbeitungshistorie[2] ist notwendig und soll Transparenz herstellen (vgl. Stauss, Seidel 2007: 673).

2.3.4 Die Beschwerdereaktion

Verhaltensregeln und Leitlinien sind zu formulieren, die eine kundengerechte Problemlösung ermöglichen. Zum einen sind Kostenüberlegungen, andererseits die Erwartungen auf die Kundenzufriedenheit in die Wahl der jeweiligen Reaktion zu berücksichtigen. Zeitliche Handlungsstandards sind festzulegen, um den Kun-

---

[2] Bearbeitungshistorie: damit wird der Status der Beschwerde näher beschrieben, z. B. „erledigt" und „in Bearbeitung" (vgl. Stauss, Seidel 2007: 213).

den über den Stand seiner Beschwerde zu informieren. Eingangsbestätigung, Zwischenbescheide, abschließende Antwort sind geeignete Kommunikationsmittel, um den Kunden zu informieren (vgl. Stauss, Seidel 2007: 674).

2.3.5 Die Beschwerdeauswertung

Die quantitative Beschwerdeauswertung erfolgt mit Kreuztabellierungen und Häufigkeitsverteilungen sowie der Frequenz-Relevanz-Analyse von Beschwerden (FRAB)[3]. Zur qualitativen Beschwerdeauswertung gehören die systematische Ursachenanalyse und die detaillierte Untersuchung des Einzelfalls. Sowohl quantitative und qualitative Methoden dienen der Auswertung von Beschwerden (vgl. Stauss, Seidel 2007: 674 f.).

2.3.6 Das Beschwerdemanagement-Controlling

Das Controlling stellt sicher dass die Prozessschritte eingehalten werden. Durch Soll-Ist Vergleiche werden notwendige Kurskorrekturen eingeleitet. Das Beschwerdemanagement-Controlling ist „Chefsache" und soll ein Funktionieren des Beschwerdemanagements ermöglichen (vgl. Tinnefeldt 2001: 39).

2.4 Beschwerdemanagement als Teil des Qualitätsmanagement

Wie wird Qualitätsmanagement definiert? *„Aufeinander abgestimmte Tätigkeiten zum Leiten und Lenken einer Organisation bezüglich Qualität. Leiten und Lenken bezüglich Qualität umfassen üblicherweise das Festlegen der Qualitätspolitik und der Qualitätsziele, die Qualitätsplanung, die Qualitätslenkung, die Qualitätssicherung und die Qualitätsverbesserung"* (DIN ISO 9000:2000: 21).

Nach dem Pflege-Qualitätssicherungsgesetz SGB XI, §§ 112-120 sind die zugelassenen Pflegeeinrichtungen verpflichtet, sich an Maßnahmen der Qualitätssicherung zu beteiligen und in geregelten Abständen die erbrachten Leistungen und deren Qualität aufzuzeigen. In der stationären Pflege erstreckt sich die Qualitätssicherung neben den allgemeinen Pflegeleistungen auch auf die soziale Betreu-

---

[3] FRAB: darunter sind die Häufigkeit und die Bedeutsamkeit von Beschwerden aus Kundensicht zu verstehen (vgl. Stauss, Seidel 2007: 286).

ung, die Leistungen bei Unterkunft und Verpflegung (§ 87), auf Zusatzleistungen (§ 88) und auf die medizinische Behandlungspflege (vgl. Thiele et al. 2007: 243).

Die Ist-Qualität zu erfassen und darzustellen ist eine Obliegenheit des Qualitätsmanagement. Diese Darstellung erfolgt beispielsweise durch den Qualitätsbericht. Zum Qualitätsmanagement gehört ebenso die vorhandene Qualität zu sichern und ständig zu verbessern (vgl. Weidlich 2011: 66).

Das Beschwerdemanagement kann ein geeignetes Instrument sein den Bedürfnissen der Kunden gerecht zu werden. Zweck des Beschwerdemanagement ist es zur Zufriedenheit der Kunden beizutragen und eine langfristige Kundenbindung zu erreichen. Durch das Beschwerdemanagement ist es möglich die Unzufriedenheit des Kunden zu bearbeiten, zu analysieren und zu erfassen. Somit gilt das Beschwerdemanagement als komplexer Bestandteil der Qualitätssicherung. Das Beschwerdemanagement ist eine freiwillige Maßnahme der Einrichtungen (vgl. Weidlich 2011: 74).

3 Literaturrecherche

Mit der Literaturrecherche möchte ich herausfinden, ob bereits ähnliche Studien vorhanden sind. Sie ermittelt, ob und welche Gründe für das Beschwerdemanagement in der Literatur genannt werden. Des Weiteren dient die Literaturrecherche zum Ermitteln von Kriterien für eine sinnvolle Überprüfung von Beschwerdemanagement. Außerdem soll herausgefunden werden ob Erkenntnisse vorliegen, welche die Umsetzung und Bewertung des Beschwerdemanagementprozesses betreffen. Die Fragestellung nach einem Zusammenhang zwischen Qualitätszertifizierungen und dem Beschwerdemanagement wird analysiert. Die Literaturrecherche dient zur Eruierung, ob auch externe Instanzen (z.B. MDK) ein Nachweis für das Beschwerdemanagement sehen wollen und ob es Hinweise für den Stellenwert des Beschwerdemanagement in den stationären Altenpflegeeinrichtungen gibt.

3.1 Methodik der Literatursuche

Für die Methodik der Literatursuche wurde eine Onlinesuche im Internet durchgeführt und folgende Stichworte eingegeben: Beschwerdemanagement, Beschwerdemanagementprozess, Altenpflege und Empirische Studien. Diese Stichwortsuche erfolgte einzeln, zusammen und in unterschiedlicher Reihenfolge.

Als Quellen für die Suche hatte ich den Informationsdienst Wissenschaft (2011) und subito (2011) benutzt, sowie die Fachhochschule Ludwigshafen–Bibliothek (2011). Diese Quellen wurden ausgewählt, da ein problemloser Zugang und eine Bestellung möglich waren. Zudem wurde mit diesen Quellen möglich wissenschaftliche Informationen zu erhalten.

Als weitere Quellen zum Thema verwendete ich vorhandene Sachbücher, ferner Studienbriefe der HFH Hamburg.

Bei der Internetsuchmaschine Google (2011) erfolgte eine Abfrage, um herauszufinden, ob der MDK Nachweise für das Beschwerdemanagement in der stationären Altenpflege sehen möchte. Dazu wurden die Stichworte: MDK-Prüfung und stationäre Altenpflege eingegeben.

Bei der Verwendung von Literatur wurde auf die Aktualität geachtet, d. h. überwiegend wurde Literatur benutzt, die nach 2000 erschienen ist. Nur in wenigen Fällen wurde auf ältere Literatur zurück gegriffen.

3.2 Resultate der Literatursuche

3.2.1 Ähnliche Studien

Bei der Literatursuche konnten keine Studien gefunden werden, die exakt dem Thema der vorliegenden Arbeit entsprechen. Eine Studie konnte gefunden werden, die sich mit dem Thema Beschwerdemanagement in deutschen Großunternehmen auseinandersetzt: „Beschwerdemanagement Excellence" (Stauss, Schöler 2003). Die Thematik und Methodik ist mit der vorliegenden Studie ähnlich, jedoch bezieht sie sich nicht explizit auf stationäre Altenpflegeeinrichtungen: sie ist weiter gefächert und bezieht sich auf deutsche Großunternehmen. Darunter ist die Verteilung auf das Gesundheitswesen mit nur einem Prozent vorhanden (vgl. Stauss, Schöler 2003: 20). Insgesamt lässt diese Studie folgende Aussagen zu: dem Beschwerdemanagement wird ein großer strategischer Stellenwert beigemessen wird. Die Aufgaben des direkten Beschwerdemanagements werden in erhöhtem Maße professionell realisiert, jedoch sind beim indirekten Beschwerdemanagementprozess Umsetzungsdefizite erkennbar (vgl. Stauss, Seidel 2007: 681).

3.2.2 Gründe für das Beschwerdemanagement

Gesundheitliche Einrichtungen stehen vor der Herausforderung steigende Kundenerwartungen mit knapper werdenden finanziellen Mitteln zu bewältigen. Zugleich ist ein erhöhter Wettbewerb zwischen Anbietern von Pflegeleistungen zu verzeichnen. Das Beschwerdemanagement ist ein Instrument des Qualitätsmanagement. Wie bereits erwähnt kann es einen wichtigen Beitrag zur Qualitätssicherung leisten. Ebenso kann es zur Kundenzufriedenheit und Kundenbindung beitragen (vgl. Weidlich 2011: 74).

Verbesserungen können basierend auf den erkannten Schwachstellen präventiv entwickelt werden. Der Kunde kann bei aktueller Unzufriedenheit durch schnelle und adäquate Lösungen zufrieden gestellt werden. Eine Fehlinterpretation des

Beschwerdemanagementbegriffs ist es, das es um die Vermeidung von Beschwerden geht: beim Beschwerdemanagement geht es darum die Ursachen von Beschwerden zu reduzieren (vgl. Kamphuis, Kortüm 2001: 135).

3.2.3 Kriterien zur Überprüfung von Beschwerdemanagement

Zur Beantwortung der Frage, welche inhaltlichen Maßnahmen zum Beschwerdemanagement ergriffen werden bzw. ob gezielte Maßnahmen eingesetzt werden um den Beschwerdemanagementprozess umzusetzen, müssen zunächst Kriterien festgelegt werden. Diese Kriterien fließen in den Fragebogen ein, um eine Überprüfung zu ermöglichen.

Die Literaturrecherche zu den Kriterien des Beschwerdemanagements ergibt:

In der Organisation sollten Richtlinien zur Beschwerdebehebung existieren, die die Ziele Kundenzufriedenheit beinhalten sowie eine angemessene faire Behandlung des Kunden betonen. Produkt- und Kundendatenbanken werden gepflegt, um aus den dokumentierten Beschwerden die Ursachen herauszufiltern, damit Verbesserungen abgeleitet werden können. Reaktionsmöglichkeiten auf eine Beschwerde sollen entwickelt werden, beispielsweise für die Beschäftigten eine Kompensationsmöglichkeit einzuräumen, falls Fehler auftreten. Die Mitarbeiter sollten im Umgang mit Beschwerden geschult werden. Die Mitarbeiterauswahl und–schulung sollte den Umgang der Mitarbeiter bei Beschwerden beachten (vgl. Kotler et al. 2007: 570).

Der Beschwerdemanagementprozess ist nach Stauss/Seidel durch seine impliziten Aufgaben entscheidend, um die Ziele des Beschwerdemanagement zu erreichen (vgl. Stauss, Seidel 2007: 82).

Zu einem erfolgreich durchgeführten Beschwerdemanagementprozess gehören (vgl. Stauss, Seidel 2007: 672 f.):

- Bei der Beschwerdestimulierung sind die aktive Kommunikation sowie die Errichtung von Beschwerdekanälen wichtig
- Bei der Beschwerdeannahme ist eine klare Zuweisung der Verantwortungsbereiche von Nöten sowie eine Beschwerdeerfassung nach Kategorieschema
- Für die Beschwerdebearbeitung sind klare Verantwortlichkeiten sowie zeitliche Regeln erforderlich

- Zur Beschwerdereaktion sollten <u>Leitlinien</u>, <u>Verhaltensregeln</u> und <u>zeitliche Handlungsstandards</u> (abschließende Antwort, Zwischenbescheide, Eingangsbestätigung) vorhanden sein
- Die Beschwerdeauswertung sollte <u>qualitative</u> und <u>quantitative Verfahren</u> zur Verfügung haben, also die detailierte Analyse des Falls mit der Ursachenforschung sowie mittels Kreuztabellierungen und Häufigkeitsverteilungen
- Das Beschwerdemanagement-Controlling sollte beispielsweise durch <u>Soll-Ist-Vergleiche</u> eruieren, ob die Prozessschritte eingehalten sind

Der Ausgangspunkt des Bearbeitungsprozesses ist das <u>Erfassen der Beschwerden</u>. Bei der <u>Informationsanalyse</u> werden die wesentlichen Daten gesichtet und nach Ursachen geforscht (vgl. Weidlich 2011: 74).

3.2.4 Inhalte von Qualitätszertifizierungen

Ein Anliegen von mir war es bei den Qualtätszertifizierungen der stationären Altenpflege herauszufinden, ob das Beschwerdemanagement erfragt wird bzw. inwiefern es als Voraussetzung für eine Qualitätszertifizierung gilt.

Zu den in Deutschland gebräuchlichsten QM-Systemen gehört die Norm ISO 9000 ff. Dieses QM-System ist branchenübergreifend angelegt: die Norm ISO 9001 ist die darin enthaltene Pflichtnorm. Die Norm ISO 9001 bildet die Grundlage oder das Grundgerüst für Unternehmen, die Zertifizierungen anstreben (vgl. Hallensleben, Hansen 2002, 18 ff.). Bei ISO 9001 ist festgelegt das Regelungen getroffen werden sollen, die den Umgang mit Kundenbeschwerden regeln (vgl. Schröder, Schulze 1999: 34).

3.2.5 Forderungen durch externe Instanzen

Der MDK hat nach § 114 SGB XI das Recht und die Pflicht sowohl ambulante als auch stationäre Pflegeeinrichtungen zu überprüfen. Hier soll der Fragestellung nachgegangen werden, ob externe Instanzen wie z. B. der MDK nach dem Beschwerdemanagement fragen und welche Inhalte als Bestandteil genannt werden. Durch die Internetabfrage ließ sich eine Quelle finden, die folgende Aussagen zulässt: Eine Beschwerde, die durch Bewohner, Angehörige o. ä. erfolgt kann ein Anlass für eine MDK-Prüfung sein (vgl. MDS 2009: 20). Der MDK fragt im

Rahmen des Qualitätsmanagement nach, ob die stationäre Altenpflegeeinrichtung über ein Beschwerdemanagement verfügt (vgl. MDS 2009: 37).

4 Fragestellungen und Formulierung von Hypothesen

Die Hauptfragen meiner quantitativen Studie lauten, ob die stationären Altenpflegeeinrichtungen ein Beschwerdemanagement führen und welche inhaltlichen Maßnahmen dazu ergriffen werden bzw. ob gezielte Maßnahmen eingesetzt werden um den Beschwerdemanagementprozess umzusetzen.

Ferner soll geklärt werden,

- welche Gründe die Einrichtungen haben ein Beschwerdemanagement zu führen
- ob externe Instanzen (z.B. MDK) an Nachweisen für ein Beschwerdemanagement interessiert sind
- welchen Stellenwert die stationären Altenpflegeeinrichtungen dem Beschwerdemanagement beimessen
- ob Zusammenhänge zwischen dem Beschwerdemanagement und einrichtungsspezifischen Merkmalen wie Größe, Trägerschaft, Alter, Pflegeangeboten und einer Qualitätszertifizierung erkennbar sind.

Dazu formuliere ich anhand der Literaturrecherche folgende Hypothesen:

1. Das Beschwerdemanagement und der Beschwerdemanagementprozess werden nicht in allen stationären Altenpflegeeinrichtungen angewendet.
2. Die stationären Altenpflegeeinrichtungen geben als Hauptgründe für die Anwendung von Beschwerdemanagement an: Bestandteil des Qualitätsmanagements und der Qualitätssicherung.
3. Bei den Einrichtungen wird durch externe Instanzen (z.B. MDK) nachgefragt, ob Nachweise zum Beschwerdemanagement vorhanden sind.
4. Die stationären Altenpflegeeinrichtungen messen dem Beschwerdemanagement einen wichtigen Stellenwert bei.
5. Es besteht ein prägnanter Zusammenhang zwischen den Qualitätszertifizierungen in den stationären Altenpflegeeinrichtungen und der Anwendung von Beschwerdemanagement.
6. Je mehr Bewohner die Einrichtung betreut oder je länger die Einrichtung besteht, desto wahrscheinlicher ist die Anwendung von Beschwerdemanagement.

Für die letzte Hypothese konnte ich in der Literatur keine Belege finden: sie basiert auf meiner Annahme, dass Einrichtungen mit höherer Bewohnerzahl bzw. mit längerem Bestand über mehr Erfahrungen und Bewältigungspraxis mit Beschwerden verfügen.

5 Operationalisierung

Konkrete Fragestellungen sind zum Messen der zu untersuchenden Merkmale bzw. Variablen erforderlich. Um diese Variablen zu messen sind Regelungen festzulegen, die Variablen werden „operationalisiert". Theoretische Begriffe müssen definiert werden, um Widersprüchlichkeiten zu vermeiden (vgl. Mayer 2009: 58 f.).

Im Folgenden werden relevante Begriffe definiert: Qualitätszertifizierung, Standard, Verfahren, Fortbildung, externe Instanzen (z.B. MDK).

- Zertifikat: „...*Bestätigung, Bescheinigung, Zeugnis...*" (Meyers 2008: 782).
- Pflegestandard: „*Normen, die Aufgaben und Qualität der Pflege definieren. Pflegestandards legen themen- und tätigkeitsbezogen fest, was die Pflegepersonen in einer konkreten Situation leisten wollen/sollen und wie diese Leistung auszusehen hat*" (Weidlich 2009: 25).
- Verfahren: im Sinne von *Methoden* verwendet.
  Methode: „...*Unterrichts-, Forschungs-,...Vorgehen, Verfahren*" (Meyers 2008: 442).
- Fortbildung: Angeboten werden Seminare und Unterweisungen sowie Workshops am Wochenende; Berufsbegleitende Kurse in unterschiedlicher Zeitdauer. Diese Angebote werden themenspezifisch für Pflegende bereit gestellt (vgl. Hein 2009: 27).
- Externe Instanzen (z.B. MDK): Medizinischer Dienst der Krankenversicherung; Zu den Aufgaben des MDK gehört u. a. bei den Pflegebedürftigen die Qualität der Pflege zu überprüfen, die Feststellung der Pflegebedürftigkeit gemäß der Richtlinien zur Einstufung sowie die Überprüfung der Beschwerden von Pflegebedürftigen (vgl. König 2004: 47).

6 Das Forschungsdesign

In diesem Abschnitt möchte ich erörtern wie diese Fragen[4] beantwortet werden sollen, in der Literatur wird auch von einem *Forschungsdesign* gesprochen (Flick o. J.: 14).

Die Ist-Situation des Beschwerdemanagement und seiner Handhabung werden analysiert, ohne mögliche Entwicklungen für die Zukunft zu beachten. Hierzu erschien für die Studie ein *Querschnittsdesign* am geeignetsten. Dazu werden zu einem bestimmten Zeitpunkt und einmalig die Daten erhoben (vgl. Diekmann 2007: 304 f.). Das Ziel des Designs ist die Sammlung gehaltvoller Daten (vgl. Diekmann 2007: 312).

Die Untersuchung wurde als *Vollerhebung* durchgeführt, d. h. innerhalb einer bestimmten Region wurden *alle* stationären Altenpflegeeinrichtungen in die Erhebung einbezogen.

---

[4] Die Begriffe Frage(n) und Item(s) werden in dieser Studie synonym benutzt.

7 Das Untersuchungsfeld

Das Untersuchungsfeld: damit ist das Gebiet gemeint, aus dem die Teilnehmer der Untersuchung herkommen. In dieser Studie wurden die Heimleitungen/Pflegedienstleitungen bzw. QM-Beauftragten von stationären Altenpflegeeinrichtungen in der Metropolregion Rhein-Neckar befragt.

In diesem Teilabschnitt wird erörtert nach welchen Quellen (Datenbank) und Kriterien (erwartete Rücklaufquote, vorhandenes Budget) die Untersuchungsregion ausgewählt wurde.

7.1 Die Datenbank

Für die Auswahl des Untersuchungsgebietes wurde der Suchdienst der Gelben Seiten (Gelbe Seiten 2011) verwendet.

Über diese internetbasierte Datenbank lassen sich Pflegeheime in ganz Deutschland über die Eingabe von Namen, Postleihzahlen und Städten ausfindig machen. Diese Datenbank gibt nach der Sucheingabe Auskunft über Adressen und Kontaktdaten der stationären Altenpflegeeinrichtungen. Die Sucheingabe besteht aus zwei Teilen: der erste Teil besteht aus der Sucheingabe der jeweiligen Branche oder eines Stichwortes, in diesem Fall „Pflegeheim";

der zweite Teil der Sucheingabe besteht in der Eingabe des Ortes, also als mögliche Eingabe eine Stadt oder eine Postleihzahl: in diesem Fall wurden die Städte und Postleihzahlen der Metropolregion Rhein-Neckar eingegeben. Durch die Datenauskunft der Adressdaten war ein problemloser Zugang zu den Befragungsteilnehmern möglich.

Die Regionsauswahl ist davon abhängig wie viele und welche Teilnehmer der Forscher für die Erhebung braucht.

Um eine ausreichende Datenbasis zu bekommen ist nicht nur die Untersuchungsregion entscheidend, sondern auch der Aspekt der Rücklaufquote. D. h. der tatsächliche Anteil der ausgefüllten und zurückgesendeten Fragebögen ist für die Forschungsstudie entscheidend.

7.2 Untersuchungsgebiet und Rücklaufquote

Für die Forschungsstudie sollte das Untersuchungsgebiet so gewählt werden, dass eine große Anzahl von Teilnehmer möglich ist. Einschränkend sollte das Untersuchungsgebiet auch nicht zu groß sein, da es sich um eine studentische Studie handelt und die finanziellen und zeitlichen Ressourcen begrenzt sind. Da die Studie aus eigenen Mitteln finanziert wurde sollten die Kosten[5] 350 Euro nicht überschreiten.

Das Ziel der Studie ist eine hohe Rücklaufquote, um ein repräsentatives Ergebnis zu erreichen. In der Literatur sind unterschiedliche Angaben zu finden. Ein Fragebogenrücklauf von mindestens 50% sollte angestrebt werden (vgl. Ruprecht 2003: 31).

Diese Rücklaufquote erscheint für diese Studie erreichbar, da die Teilnehmer keine rechtlich belastenden Angaben machen und Kriterien für die Steigerung der Rücklaufquote beachtet wurden (vgl. Ruprecht 2003: 31 f.).

Im schlechtesten Fall könnte eintreten, dass nur ein geringer Rücklauf der Fragebögen erreicht wird. Bei geringen Rücklaufquoten besteht die Gefahr von Verzerrungen (vgl. Ruprecht 2003: 31).

7.3 Gewähltes Untersuchungsgebiet

Zunächst war geplant die Untersuchung im Rhein-Neckar-Kreis durchzuführen. Dazu wurden die Gebiete des Rhein-Neckar-Kreises in die Suchmaske der Gelben Seiten eingegeben. Da für dieses Gebiet die Anzahl der verzeichneten Pflegeheime als nicht ausreichend erschien, wurde das Untersuchungsgebiet auf die Metropolregion Rhein-Neckar erweitert. Für dieses Gebiet wurden 188 Pflegeheime verzeichnet.

In einer differenzierteren Analyse nach möglichen Doppeltnennungen und identischen Adressen wurden letztlich 104 Pflegeheime verzeichnet. Diese Analyse wurde in Listenform vorgenommen.

Ausgehend vom ursprünglichen Ergebnis 188 wurde ein erheblicher Anteil abgezogen. Dieser Anteil kam zum einen dadurch zustande, dass benachbarte Gebiete

---

[5] Die Kosten entstanden durch: Briefmarken, Druckertinte, Briefumschläge und Blätter.

in der Metropolregion Rhein-Neckar oftmals gleiche Nennungen hatten. Zum anderen waren branchenfremde Eintragungen vorhanden, die nicht zur Kategorie „Pflegeheim" passen.

Mit einer Verzeichnung von 104 Nennungen zur Kategorie „Pflegeheim" in der Metropolregion Rhein-Neckar schien eine ausreichende Anzahl an Nennungen für ein repräsentatives Ergebnis möglich. Wenn 52 o. 53 vollständig ausgefüllte Fragebögen an meine Adresse zurückgesendet würden, wäre somit ein repräsentatives Ergebnis erreicht.

8 Methoden und Ausarbeitung

Meist ist es mehr oder minder der Fall, dass die Testergebnisse nicht unabhängig von der Vorgehensweise und vom Testanwender sind. Auf diese Weise entstehen Unschärfen und Verzerrungen (vgl. Ruprecht 2003: 25).

8.1 Vermeidung/Minimierung von Verzerrungen

Grundsätzlich lassen sich einige Verzerrungen differenzieren:

- Verzerrungen, aufgrund des Einflusses personenbezogener Faktoren
- Verzerrungen dadurch, dass Fragebögen nicht zurück geschickt werden oder Antworten fehlen
- Verzerrungen, die modal bedingt sind.

Ziel der Methodik ist es diese Verzerrungen möglichst gering zu halten bzw. zu vermeiden (vgl. Ruprecht 2003: 26).

8.1.1 Verringerung des Einflusses personengebundener Faktoren

Als Beispiele für personengebundene Faktoren beim Befragten können Geschlecht, Alter, sozialer Status, kulturelle und ethische Zugehörigkeit genannt werden. Als weiterer Faktor kann die Antworttendenz der Befragten genannt werden, die zu einer *sozialen Erwünschtheit* hin tendiert. Diese Faktoren beeinflussen das Antwortverhalten in einer Befragung. Um Verzerrungen durch personenbedingte Faktoren zu verringern wird die *ereignisorientierte Methode* mit *ereignisbezogenen Fragen* als Alternative befürwortet.

D. h. es wird kein Urteil, sondern ein konkretes Ereignis abgefragt. Die subjektive Bewertung des Befragten zum Ereignis wird nicht erfragt, sondern nur ob ein konkretes Ereignis eingetreten ist oder nicht (vgl. Ruprecht 2003: 26 ff.).

Beispielsweise ist die Fragestellung bei Teil 2./Item 3 des Fragebogens eine ereignisbezogene Frage: Ist es vorgekommen, dass externe Instanzen (z.B. MDK) von Ihnen ein Nachweis für ein Beschwerdemanagement sehen wollte? (vgl. Anlage 2)

8.1.2 Verringerung von Verzerrung durch fehlende Rückläufe und fehlender Antworten

Zur Reduzierung von Verzerrungen durch geringe Rücklaufquoten sollten infolge dessen möglichst hohe Rücklaufquoten erlangt werden. Eine Rücklaufquote von 50% wird als Minimum angesetzt. Um diese Rücklaufquote zu erreichen werden einige Maßnahmen empfohlen:

Ein Anschreiben, das freundlich und motivierend wirkt. Eine Rücksendung des Fragebogens, die portofrei möglich ist und auf personenbezogene Kennzeichnungen verzichtet. Es soll eine möglichst komplette Anonymisierung des Fragebogens erzielt werden und eine übersichtliche grafische Darstellung geboten werden (vgl. Ruprecht 2003: 31 f.).

Um die sogenannten *„Missing values"*, d. h. die Nichtbeantwortung bestimmter Fragen u. somit auch Verzerrung zu minimieren, sollten folgende Regeln eingehalten werden: die Fragen sollten sprachlich gut verständlich sein und die relevanten Sachverhalte erfragt werden. Außerdem sollten die Fragen zum richtigen Zeitpunkt gestellt werden. Bei der Formulierung der Fragen sollten ebenso Regeln eingehalten werden: die Formulierungen sollten umgangssprachlich sein und auf doppelte Verneinungen verzichten. Es sollte ein Sachverhalt erfragt werden und nicht mehrere (vgl. Ruprecht 2003: 30).

8.1.3 Verringerung von Verzerrung durch modal bedingte Faktoren

Persönliche Interviews werden nicht empfohlen, da Sie einer Verzerrung unterliegen, d. h. Sie begünstigen die Tendenz zu sozial erwünschten Antworten. Die Methode der Wahl sind *schriftliche Befragungen* mit *Selbstausfüller-Fragebogen*. Die nachvollziehbare Anonymität ist für eine Befragung entscheidend, dazu hat sich das *Briefwahlprinzip* bewährt (vgl. Ruprecht 2003: 32 f.).

8.2 Zur Frageformulierung

Bei der Frageformulierung wurden die Regeln nach Porst (2000) beachtet, um eine gelungene Fragebogenkonstruktion zu realisieren (vgl. Bortz, Döring 2006: 255):

- Verwendung von eindeutigen Begriffen und Vermeidung von langen/ komplexen Items
- Die Items enthalten keine doppelten Verneinungen und Stimuli
- Die Items sind <u>nicht</u> hypothetisch sowie suggestiv gestellt
- Bei den Items wurde darauf geachtet, dass die Befragten über die abzurufenden Informationen verfügen könnten
- Verwendung eines eindeutigen zeitlichen Bezugs der Items sowie überschneidungsfreie und erschöpfende Antwortkategorien
- Verzicht auf unklare Begriffe, so dass keine Definition erforderlich ist
- Beachtung der Fragebogenkonstruktion, so dass der Fragekontext möglichst keinen Einfluss auf die Beantwortung hat

8.3 Ethische Aspekte

Im Wesentlichen geht es beim ethischen Verhalten in der Forschung um die Wahrung von Menschenwürde und Menschenrechten. Der Forscher nimmt Information und Aufklärung ernst, eine sog. *informierte Zustimmung*. Des Weiteren muss der Datenschutz beachtet werden sowie das *forschungsethische Verhalten*. Das *forschungsethische Verhalten* sollte sich so äußern, dass der Forscher mit den Teilnehmern human umgeht (vgl. Schnell 2006: 24).

Der Forscher beachtet immer ethische Aspekte und die *Vulnerabilität*:

*Der Begriff **Vulnerabilität** umschreibt die Verletzlichkeit von Personen in einem Forschungsvorhaben; Diese Personen sind durch ihre eingeschränkten geistigen Fähigkeiten o. altersbedingt nicht in der Lage eine informierte Zustimmung zu erteilen. Der Begriff kennzeichnet auch Personen, die durch ihre besondere Lebenssituation in außergewöhnlichen Umfang belastet oder sogar in Gefahr sind (vgl. Schnell 2006: 113).*

In der vorliegenden Studie können keine Kriterien ermittelt werden, welche ethisch nicht vertretbar sind. Im Anschreiben wurden die Teilnehmer über das Forschungsvorhaben und die Anonymität der Datenerhebung informiert. Der Datenschutz ist durch die anonymisierte Datenerhebung gewährleistet. Einschränkend bleibt zu bemerken, dass der Untersuchungsort genannt wurde. Da sich die Metropolregion Rhein-Neckar auf eine große Fläche bezieht, ist eine Zuordnung der Daten zu einzelnen Einrichtungen nicht denkbar. Eine postalische Befragung wurde durchgeführt, d. h. es bestand kein unmittelbarer Kontakt zu den Teilnehmern.

8.4 Zur methodischen Vorgehensweise

Für die Erhebung der Daten habe ich die Literaturempfehlungen nach Ruprecht (2003) berücksichtigt: eine Befragung mit Selbstausfüller-Fragebogen wurde durchgeführt; Diese Befragung wurde als anonyme Erhebung umgesetzt (vgl. Ruprecht 2003: 32 f.).

Die Untersuchung wurde durch mich durchgeführt. Die abgesendeten Briefe enthielten das Anschreiben, den Fragebogen und einen frankierten Rückumschlag.

Die Briefumschläge habe ich handschriftlich beschriftet, um die Teilnehmer persönlich anzusprechen.

Im Anschreiben (vgl. Anlage 1, 58 f.) wurde die eigene Person kurz vorgestellt und das Ziel der Befragung erörtert. Ich hatte die Teilnehmer darauf hingewiesen, dass die Befragung anonym und freiwillig ist. Den Teilnehmern habe ich mitgeteilt, dass keine Gelder für sie entstehen. Im Anschreiben hatte ich den Bearbeitungsweg der Fragebögen beschrieben, damit die Teilnehmer die Vorgehensweise besser nachvollziehen können.

Der Fragebogen (vgl. Anlage 2, 60 ff.) beinhaltet vier DIN A 4-Seiten mit insgesamt 16 Fragen. Die Teilnehmer konnten die Fragen durch ankreuzen von Kästchen mit der vorgesehenen Antwortoption beantworten. Für die meisten Items war nur eine Antwortmöglichkeit geplant. Bei drei Items waren mehrfache Angaben durch die Teilnehmer möglich (Teil 1./4; Teil 2./2 u. 10). Bei den Items (Teil 2./2, 5 u. 6) war eine Antwortmöglichkeit vorhanden, welche die Teilnehmer frei beantworten konnten.

Der Fragebogen ist in zwei Teile aufgeteilt:

Teil 1. des Fragebogens bezieht sich auf allgemeine Angaben zur stationären Altenpflegeeinrichtung. Bei diesen Fragen stehen jeweils vier Antwortmöglichkeiten zur Auswahl mit Ausnahme von Frage fünf, die sich lediglich auf zwei Antwortmöglichkeiten beschränkt.

Teil 2. des Fragebogens bezieht sich auf Angaben zum Beschwerdemanagement in den stationären Altenpflegeeinrichtungen. Bei diesen Fragen stehen meist jeweils drei oder vier Antwortmöglichkeiten zur Verfügung. Für die Frage sieben stehen sieben Antwortmöglichkeiten zur Auswahl, bei Frage neun sind zwei Antwortmöglichkeiten vorgesehen.

Zum einen wurde bei einigen Fragen der Text der Antwort an die Fragestellung adaptiert, zum anderen konnten einige Fragen verneint oder bejaht bzw. in einer differenzierten Form bejaht werden.

Das Ende des Fragebogens weist nochmals auf die Anonymität und Freiwilligkeit der Befragung hin und stellt heraus, dass für die Teilnehmer keine Gelder entstehen. Abschließend wurden noch der Teilnahmeschluss sowie meine Anschrift genannt.

8.5 Umsetzung der ausgearbeiteten Kriterien

Mit der Literaturrecherche habe ich Kriterien herausgearbeitet, um eine Überprüfung des Beschwerdemanagement in den Einrichtungen zu ermöglichen. Im Folgenden gehe ich darauf ein, wie diese Kriterien in den Fragebogen einfließen:

Teil 2./Item 5: bezieht sich auf die Beschwerdestimulierung, indem nachgefragt wird ob und welche Maßnahmen zur Beschwerdestimulierung ergriffen werden.

Teil 2./Item 6: bezieht sich auf die Beschwerdeerfassung und Beschwerdeannahme, als Bestandteil des Beschwerdemanagementprozess. Hier wird gezielt nach der Datenerfassung und dem Kategorieschema gefragt.

Teil 2./Item 7: bezieht sich auf die Beschwerdeannahme im Beschwerdemanagementprozess. Hier wird nach dem Kriterium des Verantwortungsbereiches gefragt.

Teil 2./Item 8: soll das Kriterium der Durchlaufzeiten von Beschwerden analysieren. Diese Frage bezieht sich auf die Beschwerdebearbeitung im Beschwerdemanagementprozess.

Teil 2./Item 9: soll das Kriterium Standards und Leitlinien beleuchten. Diese Frage bezieht sich auf die Beschwerdebearbeitung und das Beschwerdemanagement-Controlling, indem Soll - Ist Vergleiche durch einen Standard ermöglicht werden.

Teil 2./Item 10: bezieht sich auf die Beschwerdeauswertung, indem nachgefragt wird ob und welche Verfahren der Auswertung angewendet werden.

Teil 2./Item 11: bezieht sich auf das Beschwerdemanagement-Controlling als Bestandteil des Beschwerdemanagementprozess, indem Schulungen als Möglichkeit zur Intervention und Verbesserung angeboten werden.

Der Fragebogen beinhaltet nicht, ob es bei den stationären Altenpflegeeinrichtungen einen Zusammenhang zwischen der Mitarbeiterauswahl und dem Umgang mit Beschwerden gibt. Ebenso beinhaltet der Fragebogen kein Item, ob die Einrichtungen für die Beschäftigten Kompensationsmöglichkeiten als Reaktionsmöglichkeit auf eine Beschwerde haben (vgl. Kotler et al. 2007: 570).

Als Resümee der Items ist es aus meiner Sicht so, dass eine Vielzahl von Kriterien für ein gelungenes Beschwerdemanagement erfragt wird. Jedes Kriterium für ein gelungenes Beschwerdemanagement zu erfragen ist kaum möglich bzw. würde den Rahmen dieser Arbeit sprengen. Zudem sollte die Studie einen angemessenen Rücklauf erbringen, um eine Datenerhebung und Datenauswertung zu ermöglichen.

8.6 Gütekriterien des Fragebogens

„Die Validität eines Tests gibt an, wie gut der Test in der Lage ist, genau das zu messen, was er zu messen vorgibt" (Bortz, Döring 2006: 200).

In meiner Studie sollte gemessen werden, ob die stationären Altenpflegeeinrichtungen ein Beschwerdemanagement führen und welche Maßnahmen zum Beschwerdemanagement ergriffen werden.

Vor der eigentlichen Befragung sollte ein sogenannter Pretest durchgeführt werden, um die Vollständigkeit und Verständlichkeit des Fragebogens zu testen (vgl. Mayer 2009: 59).

Dieser Pretest wurde nicht durchgeführt, weil eine einmalige und zeitgleiche Befragung realisiert und zugesichert wurde. Zudem mussten auch finanzielle und zeitliche Aspekte der Studie berücksichtigt werden, da es sich wie bereits erwähnt um eine selbstfinanzierte Studie handelt. Somit kam es zu Einbußen bei der Validität des Fragebogens. Die Gültigkeitsprüfung beschränkte sich in diesem Fall auf die Inhaltsvalidität.

Durch die Inhaltsvalidität wird getestet ob alle relevanten Aspekte und Dimensionen vorhanden sind. Eine Möglichkeit die Inhaltsvalidität zu testen ist die Befragung von Experten (vgl. Müller 2011: 279).

Dazu habe ich den Fragebogen an einige Experten[6] versendet und um ein Feedback gebeten. Im Anschluss habe ich den Fragebogen leicht verändert.

---

[6] Experten zur Befragung waren: zwei Diplom-Pflegewirte (FH); eine Qualitätsmanagementbeauftragte (FH). Die Experten haben langjährige Erfahrungen im Bereich der stationären Altenpflege.

9 Erhebung der Daten

Am 14. Juli 2011 wurden die Fragebögen abschickt und als Teilnahmeschluss der 25. August 2011 fixiert. Somit beträgt der Zeitraum für die Erhebung der Daten fast sechs Wochen. Frühester Tag der Rücksendung war der 16. Juli 2011.

10 Bearbeitung und Dokumentation der Daten

Jeder zurückgesendete bzw. eingehende Fragebogen habe ich mit einer Nummer beschrieben, so dass eine zahlenmäßige Reihenfolge entstanden ist (E 1,E 2, …). Zudem fügte ich das Eingangsdatum auf die jeweiligen Fragebögen.

Um den Rücklauf genau datiert zu erfassen habe ich mit dem *Microsoft Works-Kalender* gearbeitet. Mit dem Statistikprogramm *NSDstat Pro 1.3* wurden die Daten des Fragebogens erfasst. Bei einigen Fragen waren Mehrfachantworten möglich: diese habe ich in Einzelfragen umgewandelt, da sonst die Datenauswertung nicht möglich gewesen wäre. Beispielweise konnten bei Teil 1./Item 4 des Fragebogens mehrfache Angaben gemacht werden (*Dauerpflege, Kurzzeitpflege, Tagespflege, Nachtpflege*). Hierzu erstellte ich vier Einzelfragen (z. B. Wurde von der stationären Altenpflegeeinrichtung Dauerpflege angegeben? Möglichkeiten: *angegeben/nicht angegeben*).

Um Fragestellungen zu erfassen, die von den Teilnehmern nicht beantwortet wurden, erstellte ich das Label[7] *„keine Antwort"*. Um geänderte bzw. hinzugefügte Antworten zu erfassen, bildete ich das Label *„sonstige Antwort"*.

Teil 2./Frage 5 u. 7 waren ursprünglich als Fragen mit nur einer Antwortmöglichkeit geplant. Viele Teilnehmer machten zu diesen Fragen mehrfache Angaben, so dass ich Sie als Fragen mit mehrfachen Angabemöglichkeiten in das Statistikprogramm eingegeben und erfasst habe.

Bei einigen Items waren eigenhändige Antworten der Teilnehmer möglich, z. B. Teil 2./Item 5: dies wurde bei *NSDstat Pro 1.3* in der Falldokumentation erfasst. Des Weiteren erstellte ich mit *Microsoft Word* eine Übersicht, um diese abweichenden Antworten zu veranschaulichen: dazu habe ich die Fragebogennummer angegeben. Ich übernahm diese abweichenden Antworten direkt mit Ausnahme von Rechtschreibfehlern.

---

[7] Label: mit diesem Wort wird die Kategorisierung der Antwort im Statistikprogramm umschrieben.

11 Auswertung der Daten

11.1 Zum Rücklauf

In der Datenbank der Gelben Seiten (Gelbe Seiten 2011) fanden sich 188 Pflegeheime. Davon wurden insgesamt 84 Einträge abgezogen, die durch Doppeltnennungen (gleiche Adresse oder gleicher Einrichtungsname) o. branchenfremde Anzeigen zustande kamen. 2 weitere Anschreiben wurden mit dem Vermerk: „falscher Adressat" zurück gesendet.

Für die Untersuchung sind folglich n=102 Datensätze gültig. An meine Adresse gingen zum Ende der Erhebung 56 ausgefüllte Fragebögen ein. Die Rücklaufquote beträgt somit 54,9% (vgl. Tab. 1).

Anzahl der Datensätze, die in der internetbasierten Datenbank der Gelben Seiten für das Untersuchungsgebiet angegeben sind (Gelbe Seiten 2011; Stand: 22.06.2011)	188	
Abzüglich Doppeltnennungen u. branchenfremde Anzeigen	84	
Abzüglich „falscher Adressat"	2	
Anzahl der für die Untersuchung gültigen Datensätze (n)	**102**	**100%**
Anzahl der eingegangenen Fragebögen (Rücklaufquote)	**56**	**54,9%**

Tab. 1: Zur Rücklaufquote (Eigene Darstellung).

Der zeitliche Rücklauf der Fragebögen wird durch die folgende Abbildung veranschaulicht (vgl. Abb. 1):

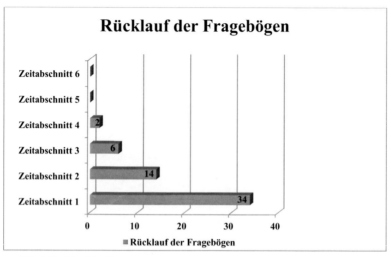

Abb. 1: Rücklauf der Fragebögen (Eigene Darstellung; Zeitabschnitt 1=14.- 21.Juli; Zeitabschnitt 2=22.- 28.Juli; Zeitabschnitt 3=29.Juli - 4.August; Zeitabschnitt 4=5.-11.August; Zeitabschnitt 5=12.-18. August; Zeitabschnitt 6=18.- 25.August).

11.2 Teil 1. Allgemeine Angaben zur Altenpflegeeinrichtung

Für die Antwortmöglichkeiten, die Teilnehmer frei beantworten konnten sowie Antworten die der Kategorie *sonstige Antwort* zugeordnet wurden, habe ich eine gesonderte Dokumentation angelegt (vgl. Anlage 3, 64 ff.).

<u>1. Anzahl der betreuten Bewohner</u>

Der Großteil (55,4%) der gemachten Angaben liegt zwischen 51 bis 150 Bewohner (Median=3)[8]. Aus dem Statistikprogramm ergibt sich folgende Abbildung:

---

[8] Median: mit diesem Begriff wird der Wert bezeichnet, der den Zentrum in einer Zahlenreihe bildet, d. h. die eine Hälfte der Werte liegen unter u. die andere Hälfte über dem Median (vgl. Gerckens 2005: 35).

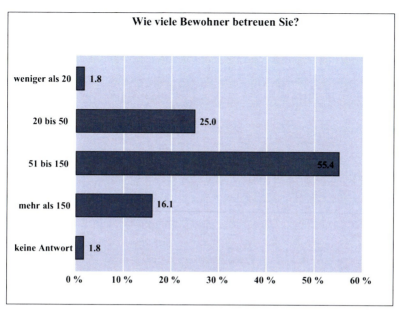

Abb. 2: Anzahl betreuter Bewohner (Eigene Darstellung).

Aus der Abb. wird deutlich, dass ein erheblicher Anteil kleiner Pflegeheime (25%) an der Befragung teilgenommen hat. Große Heime (16,1%) haben auch an der Befragung teilgenommen. Zu einem sehr geringen Anteil (1,8%) haben Heime teilgenommen, die < als 20 Bewohner betreuen.

2. Trägerschaft der Einrichtung

Den größten Anteil bei dieser Frage bilden stationäre Altenpflegeeinrichtungen in privater Trägerschaft (50%). Freigemeinnützige (30,4%) und kirchliche Träger (12,5%) bilden ebenso einen erheblichen Anteil. Teilnehmer mit einer öffentlich-rechtlichen Trägerschaft bilden den geringsten Anteil (3,6%). Ein Einzelfall (E 38) hat freigemeinnützig angekreuzt u. hinzugefügt „Verein".

3. Gründungsalter der Einrichtung

Die Auswertung zeigt, dass die meisten Einrichtungen (Median=4) ein Gründungsalter von >15 Jahren aufweisen (60,7%). Gefolgt von Einrichtungen, die ein Gründungsalter zwischen 10 bis 15 Jahren (14,3%) und Einrichtungen (12,5%), deren Gründung noch nicht so lange zurück liegt < 5 Jahren. Einen relativ kleinen Anteil bilden Einrichtungen mit einem Gründungsalter von 5 bis 10 Jahren (10,7%). Ein sehr geringer Anteil (1,8%) beantwortete diese Frage nicht.

4. Die Pflegeangebote der Einrichtung (Mehrfache Angaben möglich)

Fast alle Altenpflegeeinrichtungen bieten als Pflegeangebot Dauerpflege an (94,6%). Ein sehr großer Anteil bietet als Pflegeangebot die Kurzzeitpflege an (85,7%). Die Tagespflege (25%) und die Nachtpflege (1,8%) werden nur zu einem kleinen Teil als Pflegeangebot angegeben.

5. Qualitätszertifizierung der Einrichtung

Die meisten Einrichtungen haben angegeben, dass Sie nicht über eine Qualitätszertifizierung verfügen (64,3%). Etwa ein Drittel der Einrichtungen (33,9%) verfügt über eine Qualitätszertifizierung (vgl. Abb. 3).

Ein Teilnehmer (E 2) hat angegeben „wird vorbereitet".

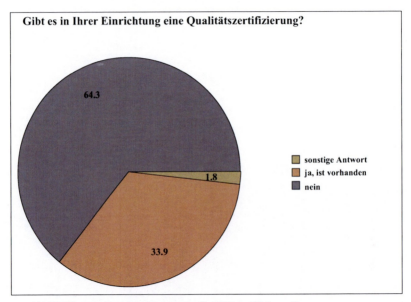

Abb. 3: Gibt es in Ihrer Einrichtung eine Qualitätszertifizierung? (Eigene Darstellung).

11.3 Teil 2. Angaben zum Beschwerdemanagement

1. Anwendung von Beschwerdemanagement in der Einrichtung

Alle Teilnehmer (100%) haben angegeben, dass Sie in Ihrer Einrichtung ein Beschwerdemanagement anwenden.

2. Gründe der Einrichtung für die Anwendung von Beschwerdemanagement (Mehrfache Angaben möglich)

Fast alle Einrichtungen (96,4%) haben als Gründe von Beschwerdemanagement „als Bestandteil des Qualitätsmanagements und der Qualitätssicherung" angegeben (vgl. Abb. 4).

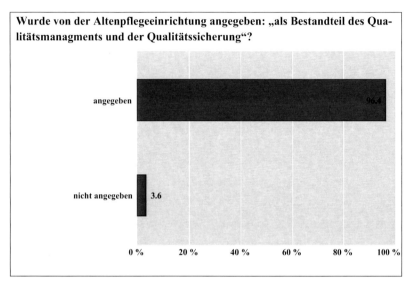

Abb. 4: Beschwerdemanagement als Bestandteil des Qualitätsmanagements und der Qualitätssicherung (Eigene Darstellung).

Ebenso hat die gleiche Anzahl (96,4%) „Um Kundenzufriedenheit zu erhalten und zu fördern" angegeben. Der Grund „wirtschaftliche Gründe, um langfristig Finanzen zu sparen" wurde zu einem kleinen Teil (10,7%) genannt.

Ein weiterer Teil (14,3%) hat „Sonstige Gründe" zum Beschwerdemanagement angegeben: Beispielsweise gibt ein Teilnehmer (E 46) an „Beschwerden sehen wir als Chance um uns zu verbessern". Ein anderer Teilnehmer (E 8) schreibt „kontinuierliche Verbesserung" (vgl. Anlage 3, 64).

3. Forderung eines Nachweises für ein Beschwerdemanagement durch externe Instanzen (z.B. MDK)

Die nachfolgende Abbildung (vgl. Abb. 5) zeigt das in den meisten Fällen angegeben wurde, dass externe Instanzen (z.B. MDK) ein Nachweis für ein Beschwerdemanagement sehen wollte: „ja, jedes Mal" (69,6%). Eine kleinere Anzahl hat zur Fragestellung angegeben „ja, manchmal" (14,3%) und „ja, oft" (5,4%). Eine Ausnahme bildete die Antwort „nein, nie" (1,8%).

Ist es vorgekommen, dass externe Instanzen (z. B. MDK) von Ihnen ein Nachweis für ein Beschwerdemanagement sehen wollte?

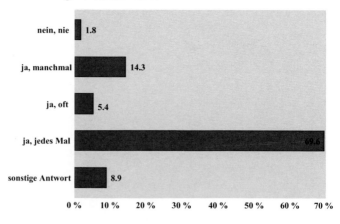

Abb. 5: Forderung eines Nachweises für ein Beschwerdemanagement durch externe Instanzen (z.B. MDK);(Eigene Darstellung).

Einige Teilnehmer (8,9%) gaben auf diese Fragestellung eine *sonstige Antwort*: Beispielsweise antwortete ein Teilnehmer (E 8): „ja, jedes Mal" und hat „Heimaufsicht und MDK" hinzugefügt (vgl. Anlage 3, 65).

4. Zum Stellenwert des Beschwerdemanagement in der Einrichtung

Der größte Teil der Einrichtungen (60,7%) hat zum Stellenwert des Beschwerdemanagement angegeben „Das Beschwerdemanagement ist uns sehr wichtig". Die Angabe „Das Beschwerdemanagement ist uns „wichtig" wurde auch oft angekreuzt (35,7%). Eine sehr kleine Anzahl (1,8%) gab bei dieser Frage *keine Antwort* bzw. machte die Angabe (1,8%) „Das Beschwerdemanagement ist uns nicht wichtig" (vgl. Abb. 6).

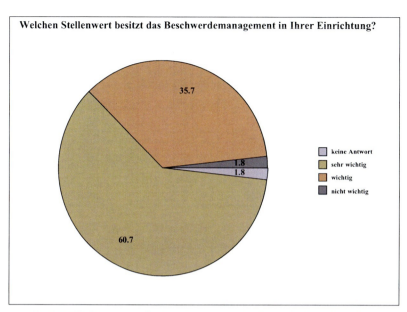

Abb. 6: Der Stellenwert von Beschwerdemanagement in den stationären Altenpflegeeinrichtungen (Eigene Darstellung).

5. Maßnahmen zur Beschwerdestimulierung in der Einrichtung (Mehrfache Angaben möglich)

Die Beschwerdestimulierung wird von den meisten Einrichtungen durch eine eindeutige Kommunikation gegenüber dem Kunden angewendet (85,7%). Ein Teil (21,4%) gibt an, dass die Beschwerdestimulierung per Anzeige in Informationsblätter erfolgt; ein kleiner Teil (7,1%) gibt an, dass keine Maßnahmen zur Beschwerdestimulierung stattfinden. Ein geringer Teil (1,8%) gibt eine sonstige Antwort.

Bei der Antwortmöglichkeit „Sonstige" (12,5%) wurden ebenso Angaben gemacht: Zwei Teilnehmer (E 22, E 49) antworteten „Kummerkasten". Ein Teilnehmer (E 9) machte mehrere Angaben: „Heim-Aufnahmegespräch; in den schriftl. Unterlagen: Heimvertrag; durch Aushänge". Weitere Teilnehmer antworteten: „Sprechstunden werden angeboten" (E 27) und „durch verschicken von Fragebögen" (E 41) (vgl. Anlage 3, 65).

6. Form der Anwendung zum Beschwerdemanagement

Die meisten Einrichtungen (80,4%) verwenden zur Anwendung des Beschwerdemanagement Formulare. Ein Teil (16,1%) machte eine Angabe, die nicht vorgesehen war: dies wurde bei *sonstige Antwort* zugeordnet (vgl. Anlage 3, 66). Wenige (3,6%) beantworteten die Frage nicht.

7. Bearbeitung von eingehenden Beschwerden (Mehrfache Angaben möglich)

Die meisten Einrichtungen (60,7%) haben die Heimleitung (HL) als Bearbeiter von eingehenden Beschwerden genannt. Ein Großteil (42,9%) haben die PDL als Bearbeiter von Beschwerden genannt. Ein erheblicher Anteil (28,6%) nannte die QMB sowie „Der Beschwerdeempfänger" (26,8%) als Bearbeiter von Beschwerden. Ein kleiner Anteil (14,3%) benannte „Die jeweilige WBL". Ein minimaler Teil (3,6%) gibt „Die Mitarbeiter" als Bearbeiter an. Die Antwort „Keine klare Zuständigkeit oder sonstige Person" wurde in den meisten Fällen nicht angekreuzt (92,9%).

8. Zeitliche Intervalle zur Beschwerdebearbeitung

Die meisten Fälle (Median=3) geben an, dass „ja, diese sind schriftlich und eindeutig festgelegt" (57,1%). Ein weiterer Anteil (19,6%) macht die Angabe „ja, ohne weitere Differenzierung". Ein weiterer Teil (16,1%) gibt an, dass keine zeitlichen Intervalle zur Beschwerdebearbeitung vorhanden sind. Ein geringer Anteil (7,1%) beantwortete die Frage durch ändern o. hinzufügen von Wörtern.

9. Standard zum Umgang mit Beschwerden

Fast alle Einrichtungen (96,4%) geben an, dass Sie über einen Standard verfügen, der den Umgang mit Beschwerden regelt. Nur ein kleiner Teil (1,8%) gibt an, dass kein Standard vorhanden ist. Ebenso ist es vorgekommen, dass diese Frage (1,8%) nicht beantwortet wurde (vgl. Tab. 2).

Verfügen Sie über einen Standard, der den Umgang mit Beschwerden regelt?				
Wertlabels	Codes	Anzahl	% insgesamt	% von gültigen
nein	1	1	1.8	1.8
ja	2	54	96.4	96.4
keine Antwort	3	1	1.8	1.8
Summe		56	100.0	100.0
Median = 2				
Eingeschlossen sind 56 von insgesamt 56 Fällen				

Tab. 2: Standard zum Umgang mit Beschwerden (Eigene Darstellung).

10. Beschwerdeauswertung in der Einrichtung (Mehrfache Angaben möglich)
Viele Einrichtungen (64,3%) führen zur Beschwerdeauswertung eine detaillierte Analyse des Falls durch. Annähernd ein Drittel (33,9%) führt zur Beschwerdeauswertung Häufigkeitsverteilungen und Kreuztabellierungen durch. Ein kleiner Teil (14,3%) gibt an, dass keine Beschwerdeauswertung stattfindet (vgl. Anlage 4, 69 f.).

11. Fortbildung zum Thema Beschwerdemanagement in der Einrichtung
Die Mehrheit der Einrichtungen (46,4%) führt eine Fortbildung zum Thema Beschwerdemanagement bei einem festzustellenden Schulungsbedarf durch. Etwas weniger als ein Drittel der Einrichtungen (30,4%) führt in regelmäßigen zeitlichen Abständen eine Fortbildung zum Thema Beschwerdemanagement durch (vgl. Abb. 7).

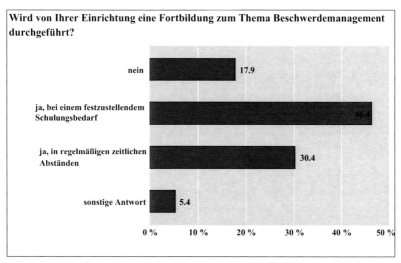

Abb. 7: Wird von Ihrer Einrichtung eine Fortbildung zum Thema Beschwerdemanagement durchgeführt? (Eigene Darstellung).

Ein kleiner Teil der Einrichtungen (17,9%) gibt an, dass keine Fortbildung zum Thema Beschwerdemanagement durchgeführt wird. Ein geringer Anteil der Einrichtungen (5,4%) hat die Frage durch ändern bzw. hinzufügen von Wörtern beantwortet.

12 Interpretation der Daten

12.1 Zum Rücklauf

Welche Folgerungen können aus dem Rücklauf geschlossen werden? Auf zwei Gesichtspunkte soll näher eingegangen werden: a) mehrfache Anzeigen, branchenfremde Anzeigen u. somit ungültige Datensätze; b) die Rücklaufquote.

12.2 Ungültige Datensätze

Von der ursprünglichen Anzahl der angegebenen Pflegeheime in den Gelben Seiten (2011), nämlich 188, musste ein erheblicher Anteil (45,7%) abgezogen werden. Zum einen kam dieser Anteil dadurch zustande, dass durch benachbarte Gebiete in der Metropolregion Rhein-Neckar Schnittstellen entstanden sind. Diese Schnittstellen hatten oftmals gleiche Nennungen. Zum anderen zeigten die branchenfremden Anzeigen und die beiden Briefe mit dem Vermerk „falscher Adressat", dass unrichtige Informationen gemacht wurden. Im Bezug dazu kann gefolgert werden, dass diese Datenbank nicht immer sorgfältig überprüft bzw. nicht immer aktualisiert wird. Daraus kann wieder die Folgerung abgeleitet werden, dass nicht alle Pflegeheime angezeigt wurden.

Das Ziel der Studie alle Pflegeheime in der Metropolregion Rhein-Neckar zu befragen, könnte durch diesen Umstand verfehlt sein. Des Weiteren könnte eine Verzerrung entstanden sein, dass u. U. Pflegeheime in einer anderen Branche der Gelben Seiten (2011) zu finden sind.

12.3 Die Rücklaufquote

Die Rücklaufquote von über fünfzig Prozent wurde erreicht und erfüllte so die Erwartungen zu meiner Zufriedenheit. Diesbezüglich wird argumentiert, dass Kriterien zur Rücklaufsteigerung beachtet wurden (vgl. Kapitel 8, 23 ff.). Des Weiteren interpretiere ich aus der Rücklaufquote, dass die Teilnehmer zu einem interessanten Themengebiet befragt wurden. Die zahlreichen Angaben u. Bemerkungen weisen auch darauf hin, dass die Teilnehmer das Thema interessant fanden und sich gedanklich damit auseinandergesetzt haben (vgl. Anlage 3, 64 ff.).

12.4 Interpretation der Fragebogendaten

Die Interpretation soll auf folgende Sachverhalte eingehen: (1) Hauptfragen der Studie; (2) Eintragungen in Freitextfeldern/Eintragungen zur Kategorie *sonstige Antwort*; (3) Eintragungen zur Kategorie *keine Antwort*; (4) sonstige Gesichtspunkte.

12.4.1 Hauptfragen der Studie

Die erste Frage der Studie, ob die stationären Altenpflegeeinrichtungen in der Metropolregion Rhein-Neckar ein Beschwerdemanagement anwenden kann mit einem eindeutigen „ja" beantwortet werden. Alle Teilnehmer (100%) haben angegeben, dass Sie ein Beschwerdemanagement anwenden.

Die zweite Fragestellung nach den Maßnahmen zum Beschwerdemanagement bzw. nach dem Beschwerdemanagementprozess kann hingegen nicht so eindeutig beantwortet werden. Das Spektrum der Antworten reicht von wenigen bis zu sehr vielen Maßnahmen zum Beschwerdemanagement.

Es ergibt sich die Frage, ob diese Ergebnisse auch gültig wären, wenn alle stationären Altenpflegeeinrichtungen an der Befragung teilgenommen hätten. Geht man von folgender Annahme aus, wird klar, dass keine entscheidenden Differenzen zustande kommen würden:

Gesetzt den Fall, dass die „Nicht-Teilnehmer" (45,1%) alle angegeben hätten, dass Sie kein Beschwerdemanagement anwenden und auch keine Maßnahmen zum Beschwerdemanagement anwenden wäre das Ergebnis folgendes: Die Mehrheit der Teilnehmer (54,9%) würden ein Beschwerdemanagement anwenden; Das Spektrum der Maßnahmen zum Beschwerdemanagement würde sich zu wenigen Maßnahmen hin verschieben.

Aus dieser Annahme wird gefolgert, dass selbst unter diesen unwahrscheinlichen Bedingungen immer noch die Mehrheit ein Beschwerdemanagement anwenden würde; Das Spektrum der Maßnahmen zum Beschwerdemanagement würde immer noch wenige Maßnahmen aufweisen.

12.4.2 Eintragungen in Freitextfeldern/Eintragungen zur Kategorie sonstige Antwort

Die Eintragungen in den Freitextfeldern und zur Kategorie sonstige Antwort wurden gesondert dokumentiert: zur besseren Nachvollziehbarkeit der Interpretationen kann diese Dokumentation hinzugezogen werden (vgl. Anlage 3, 64 ff.).

Die Angaben zu den sonstigen Gründen zum Beschwerdemanagement (Teil 2./2) zeigen, dass diese Teilnehmer die Beweggründe für ein Beschwerdemanagement verstanden haben. Die Gründe „Beschwerden sehen wir als Chance um uns zu verbessern" (E 46) und „um Defizite in der Versorgung zu erkennen" (E 41) sind vorbildliche Argumentationen, um ein Beschwerdemanagement umzusetzen.

Aus den Antworten zu den sonstigen Maßnahmen zur Beschwerdestimulierung (Teil 2./5) lässt sich schließen, dass einige kreative Ideen vorhanden sind und diese auch umgesetzt werden: beispielsweise waren „Kummerkasten" (E 22; E 49) und „Sprechstunden werden angeboten" (E 27) gegebene Antworten.

Die Antworten im Freitextfeld bei den sonstigen Formen zum Beschwerdemanagement (Teil 2./6) wurde durch die Teilnehmer sinnvoll ergänzt. Die Angaben „Gespräche mit dem Kunden"(E 45) und „Kommunikation/Sprache" (E 11) betonen die Bedeutung der verbalen Kommunikation mit dem Kunden. Immerhin 7 Teilnehmer machten bei dieser Frage mehrfache Angaben, obwohl nur eine Antwortoption vorgesehen war: dies kann als Hinweis interpretiert werden, dass oftmals mehrere Formen zum Beschwerdemanagement vorhanden sind.

Die abweichenden Antworten bei Frage sieben in Teil zwei des Fragebogens (Teil 2./7) zeigen, dass sich die Meisten dieser Teilnehmer mit der Beschwerdebearbeitung bzw. Weiterleitung von Beschwerden sinnvoll auseinander gesetzt haben. Obwohl die Weiterleitung von Beschwerden nicht erfragt wurde, gehört Sie zweifelsfrei zu einem gut funktionierenden Beschwerdemanagementsystem.

Der Begriff „Weiterleitung" von Beschwerden wird auch in der Definition zum Beschwerdemanagement genannt (vgl. Weidlich 2011, 74).

Ein weiterer Gesichtspunkt der aus den abweichenden Antworten geschlossen werden kann ist, dass der Aspekt der Beschwerdeweiterleitung nicht ausreichend berücksichtigt wurde.

Bei der Frage, ob zeitliche Intervalle zur Beschwerdebearbeitung festgelegt sind (Teil 2./8) gab es ebenso abweichende Antworten. Einige Teilnehmer haben die

Antwortmöglichkeit „ja, diese sind schriftlich und eindeutig festgelegt" weiter spezifiziert. Beispielsweise antwortete ein Teilnehmer (E 54) „Höchstdauer ist definiert, sonst abhängig von Anlass und Wunsch des Beschwerdeführers": diese Antwort betont die Bedeutung zum zeitlichen Intervall zur Bearbeitung von Beschwerden.

Bei der Frage nach der Beschwerdeauswertung (Teil 2./10) wurden zwei Angaben gemacht, die als Kategorie *sonstige Antwort* erfasst wurden. Ein Teilnehmer betont die Antwortmöglichkeit „Häufigkeitsverteilungen und Kreuztabellierungen" (E 54) u. fügt hinzu „als Übersicht". Ein anderer Teilnehmer (E 5) fokussiert durch seine Aussage die Teambesprechung als Verfahren zur Beschwerdeauswertung.

Die Teilnehmer spezifizieren durch ihre Anmerkungen bei Frage elf im zweiten Teil des Fragebogens (Teil 2./11) das Erfordernis einer Fortbildung zum Beschwerdemanagement. Beispielsweise wird ein zeitlicher Korridor (E 46) angefügt: „ja, bei einem festzustellendem Schulungsbedarf" wurde angekreuzt u. hinzugefügt „zur Zeit"; „ja, in regelmäßig zeitlichen Abständen" wurde angekreuzt u. hinzugefügt „am Anfang". Ein weiterer Teilnehmer (E 10) spezifiziert die Antwortmöglichkeit „ja, in regelmäßigen zeitlichen Abständen" durch Hinzufügen von „QM-Schulungen".

12.4.3 Eintragungen zur Kategorie keine Antwort

Beim Ausfüllen des Fragebogens ist es vorgekommen, dass von den Teilnehmern *keine Antwort* gegeben wurde (vgl. Tab. 3).

Teil des Fragebogens, der nicht beantwortet wurde:	Teilnehmer
Teil 1: Frage 1 bis Frage 5	E 37
Teil 2: Frage 4	E 11
Teil 2: Frage 5	E 17
Teil 2: Frage 6	E 4, E 50
Teil 2: Frage 7	E 26, E 50
Teil 2: Frage 9	E 40

Tab. 3: Nichtbeantwortung von Fragen durch Teilnehmer (Eigene Darstellung).

Dieses Vorkommen trat vereinzelt und zu unterschiedlichen Fragestellungen auf. Eine prägnante Häufung der Nichtbeantwortung einer Frage kann nicht festgestellt werden. Somit kann auch kein aussagekräftiger Rückschluss auf Schwierigkeiten einzelner Fragestellungen getroffen werden.

13 Ergebnisdiskussion

Die Ergebnisse der Datenauswertung sollen mit der Literaturrecherche verglichen und diskutiert werden (vgl. Flick o. J.: 9).

Die Ergebnisse der Datenauswertung decken sich weitestgehend mit der ähnlichen Studie *Beschwerdemanagement Excellence* (Stauss, Schöler 2003):

Der hohe Stellenwert des Beschwerdemanagements kristallisierte sich auch in dieser Studie heraus. Die Datenauswertung zeigte, dass Maßnahmen zum direkten Beschwerdemanagementprozess (Teil 2./Item 5 bis 9) professionell realisiert werden. Beim Maßnahmen zum indirekten Beschwerdemanagementprozess (Teil 2./Item 10 u.11) sind in der vorliegenden Studie Lücken erkennbar.

Die Datenauswertung der vorliegenden Studie und die Literaturrecherche zeigen ähnliche Gründe für die Anwendung von Beschwerdemanagement auf. Aus den Eintragungen in den Freitextfeldern durch die Teilnehmer lässt sich schließen, dass diese sich intensiv mit der Thematik auseinander gesetzt haben. Zum Großteil wurden durch die Teilnehmer plausible Gründe für das Beschwerdemanagement genannt.

Für die Qualitätszertifizierungen und Beschwerdemanagement in den stationären Altenpflegeeinrichtungen kann anhand der Studie kein Zusammenhang erkannt werden. Alle Teilnehmer (100%) gaben an, dass Sie ein Beschwerdemanagement führen; Etwa ein Drittel gibt in dieser Studie an über eine Qualitätszertifizierung zu verfügen: d. h. im Falle einer Qualitätszertifizierung würden auch die anderen Teilnehmer über die Voraussetzung eines Beschwerdemanagements verfügen.

Die Datenauswertung der Studie bestätigt weitestgehend die Literaturrecherche, dass der MDK bei den stationären Altenpflegeeinrichtungen nachfragt ob ein Nachweis für Beschwerdemanagement vorhanden ist. Dass eine Beschwerde als Anlass für die MDK-Prüfung vorkommt, konnte aus der Fragestellung des Fragebogens her nicht beantwortet werden, da nicht explizit danach gefragt wird.

14 Überprüfung und Verallgemeinerung

In diesem Abschnitt soll überprüft werden, ob Verallgemeinerungen aus den Ergebnissen der Datenauswertung ableitbar sind und welche Einschränkungen vorhanden sind.

Aufgrund der Methodik der vorliegenden Studie habe ich kein Pretest durchgeführt (vgl. Kap. 8.6, 29). Des Weiteren habe ich auf ein „ansprechendes Anschreiben" Wert gelegt. Diese beiden Aspekte könnten einen Einfluss auf die Ergebnisse der Studie haben, aufgrund möglicher Verzerrungen.

Der Übertragbarkeit der Studie könnte einschränkend hinzugefügt werden, dass die Untersuchungsregion und die Teilnehmerzahl begrenzt war (vgl. Kap. 7.3, 22 f.). Der Fragebogen wurde nur auf die Inhaltsvalidität überprüft (vgl. Kap. 8.6, 29 f.). Aus meiner Sicht wurde diese Einschränkung aufgrund der verfügbaren Mittel toleriert.

Zudem wurde im Verlauf der Studie klar, dass die Datenbank der Gelben Seiten (Gelbe Seiten 2011) offensichtlich nicht sorgfältig auf die richtige Brancheneintragungen achtet bzw. die Brancheneintragungen nicht sorgfältig überprüft. Bei einer Fragestellung (Teil 2./7) zeigte sich aufgrund der gesonderten Dokumentation, dass ein Aspekt besser in die Fragestellung integriert werden sollte.

Zur Exaktheit der Studie bleibt festzuhalten, dass manche Wörter nicht näher definiert wurden. Beispielsweise die Wörter „wichtig" oder „sehr wichtig" (Teil 2./4) oder die Antwortmöglichkeiten „ja, manchmal" u. „ja, immer" (Teil 2./3) wurden nicht näher beschrieben. Einerseits wurde dieser Sachverhalt willkürlich so bestimmt, um einen einfachen Zugang zum Fragebogen zu gewährleisten und so die Rücklaufquote zu steigern. Andererseits hatte dieser Umstand zur Folge, dass die Reliabilität[9] der Fragebogendaten tangiert ist.

Kritisch zu bemerken ist sicherlich auch, dass das Anschreiben auf eine bestimmte Zielgruppe fokussiert ist (Heimleitung etc.), d. h. Mitarbeiter o. sonstige Beschäftigte wurden nicht befragt. Gefolgert werden könnte, dass diese Zielgruppe bevorzugt wurde.

---

[9] Die Reliabilität (Zuverlässigkeit): kennzeichnet das Ausmaß der Exaktheit eines Instrumentes (vgl. Bortz, Döring 2006: 196).

Aus den genannten Gründen ist folglich eine Übertragung auf andere Gebiete nicht ohne Einschränkung möglich. Festzuhalten bleibt das eine erwünschte und akzeptable Rücklaufquote vorhanden war. Eine sinnvolle Datenauswertung zum Beschwerdemanagement war somit möglich.

Für den wissenschaftlichen Anspruch der Studie müssten jedoch noch einige Bedingungen geschaffen werden: a) eine Datenbank, die Pflegeheime sorgfältig und vor allem zur richtigen Branche einordnet b) aus dieser Datensammlung müsste eine repräsentative Stichprobe gezogen werden c) ein Fragebogen müsste konstruiert werden, der gültige (valide) und zuverlässige (reliable) Daten liefert d) Mitarbeiter u. sonstige Beschäftigte müssten in die Erhebung einbezogen werden.

15 Ableitung von Fragestellungen

Die Datenauswertung führte zu den Ergebnissen der Studie. Trotz der überwiegend guten Ergebnisse zum Beschwerdemanagement stellt sich die Frage, ob und welche Verbesserungsmaßnahmen durchgeführt werden sollten.

Aus der Datenauswertung könnte gefolgert werden, dass bei der Beschwerdebearbeitung (Teil 2./7) die Mitarbeiter nur eine untergeordnete Rolle spielen. Dadurch erhebt sich die Frage, ob nicht gerade die Mitarbeiter eine zentrale Rolle im Bearbeitungsprozess einnehmen sollten: beispielsweise sind Sie für die meisten Bewohner der primäre Ansprechpartner. Die logische Konsequenz hieraus ist die Überlegung welche Maßnahmen sinnvoll sein könnten, um die Mitarbeiter besser in den Beschwerdemanagementprozess einzubinden.

Die Datenauswertung machte auch deutlich, dass beim indirekten Beschwerdemanagementprozess Lücken erkennbar sind. Hieraus ergibt sich die Fragestellung, welche Maßnahmen effektiv sein könnten, um Verbesserungen zu erreichen.

15.1 Konsequenz

Verbesserungspotential ist auch beim Thema Beschwerdemanagement vorhanden. Ein unkomplizierter Weg Verbesserungen zu erreichen sind Schulungen und Fortbildungen. Verbesserungen können auch im Rahmen von Projekten realisiert werden. Eine Möglichkeit für das Unternehmen wäre zu schauen, ob interne Möglichkeiten durch kompetentes Personal vorhanden sind. Falls keine internen Möglichkeiten verfügbar sind, gibt es die Option auf Beratungsfirmen zurück zu greifen.

15.2 Ein Beispiel

Beispielsweise habe ich bei der Internetrecherche ein umfassendes Projekt zum Thema Beschwerdemanagement gefunden, bei der die Schulung der Mitarbeiter eine große Rolle spielt: in diesem Fall wurden die Schulungen durch einen externen Anbieter initiiert. Zielstellungen des Projekts war es den Mitarbeiter Handlungssicherheit im Umgang mit Beschwerden zu vermitteln und eine effektive

Beschwerdebearbeitung zu ermöglichen. Dadurch sollte gewährleistet werden, dass die Anliegen von Bewohnern und Angehörigen ernst genommen werden. Die praktische Umsetzung des Projekts erfolgte unter anderem mittels Mitarbeitertrainings und Vertiefungstrainings. Ein wesentliches Ergebnis des Projekts war es, dass eine Vielzahl von Beschwerden dokumentiert wurden und dadurch eine Grundlage für das interne Qualitätsmanagement entstand (vgl. Robert Bosch Stiftung 2011: 2 ff.).

16 Resümee

Mit dieser Studie sollte geklärt werden, (1) ob die stationären Altenpflegeeinrichtungen ein Beschwerdemanagement führen und (2) welche inhaltlichen Maßnahmen zum Beschwerdemanagement ergriffen werden bzw. ob gezielte Maßnahmen eingesetzt werden um den Beschwerdemanagementprozess umzusetzen. Ferner sollte ermittelt werden (3) welche Gründe die stationären Altenpflegeeinrichtungen haben ein Beschwerdemanagement zu führen und (4) ob externe Instanzen (z.B. MDK) an Nachweisen für ein Beschwerdemanagement interessiert sind. Des Weiteren sollte herausgefunden werden (5) welchen Stellenwert die stationären Altenpflegeeinrichtungen dem Beschwerdemanagement beimessen. Abschließend sollte analysiert werden, (6) ob Zusammenhänge zwischen dem jeweiligen Beschwerdemanagement und einrichtungsspezifischen Merkmalen wie Größe, Trägerschaft, Alter, Pflegeangeboten und einer Qualitätszertifizierung aufzeigbar sind.

Dazu wurden 102 Pflegeheime in der Metropolregion Rhein-Neckar befragt. 56 Pflegeheime (54,9%) haben an der Studie teilgenommen.

(1) Die Datenauswertung der Studie ergab, dass alle Einrichtungen (100%) ein Beschwerdemanagement führen.

(2) Die Einrichtungen führen Maßnahmen zur Umsetzung des Beschwerdemanagementprozesses in einer mehr oder minder starken Ausprägung durch.

(3) Fast alle Einrichtungen (96,4%) haben als Gründe von Beschwerdemanagement „als Bestandteil des Qualitätsmanagements und der Qualitätssicherung" und „Um Kundenzufriedenheit zu erhalten und zu fördern" angegeben. Der Grund „wirtschaftliche Gründe, um langfristig Finanzen zu sparen" wurde zu einem kleinen Teil (10,7%) genannt. Ein weiterer Teil (14,3%) hat „Sonstige Gründe" zum Beschwerdemanagement angegeben (vgl. Anlage 3, 64).

(4) In den meisten Fällen wurde angegeben, dass externe Instanzen (z.B. MDK) ein Nachweis für ein Beschwerdemanagement sehen wollen: „ja, jedes Mal" (69,6%). Eine kleinere Anzahl hat zur Fragestellung angegeben „ja, manchmal" (14,3%) und „ja, oft" (5,4%). Somit gilt die Hypothese, dass externe In-

stanzen (z.B. MDK) ein Nachweis für das Beschwerdemanagement sehen wollen als bestätigt.

(5) Die Datenauswertung zeigt, dass der Stellenwert des Beschwerdemanagements in stationären Altenpflegeeinrichtungen hoch ist. Die meisten Teilnehmer antworteten zum Stellenwert des Beschwerdemanagements „sehr wichtig" (60,7%) bzw. „wichtig" (35,7%).

(6) Alle Teilnehmer (100%) haben angegeben, dass Sie in Ihrer Einrichtung ein Beschwerdemanagement anwenden. D. h. ein Bezug zu einrichtungsspezifischen Merkmalen kann nicht hergestellt werden. Somit kann keine sichere Aussage über einen möglichen Zusammenhang gemacht werden.

Das Resümee der Studie ist, dass das Beschwerdemanagement und die inhaltlichen Maßnahmen zum Beschwerdemanagement in den stationären Altenpflegeeinrichtungen der Metropolregion Rhein-Neckar einen wichtigen Platz einnehmen. Trotz der guten Ergebnisse sind Verbesserungen möglich und durchführbar. Diese Verbesserungen beziehen sich zum einen auf die Beschwerdebearbeitung, indem Mitarbeiter geschult werden um professionell mit Beschwerden umgehen zu können. Zum anderen zeigten sich Verbesserungsmöglichkeiten beim indirekten Beschwerdemanagementprozess, die auch durch gezielte Schulungen von Führungskräften erreichbar wären.

Zur Frage der Übertragbarkeit der Ergebnisse dieser Studie auf andere Gebiete ist keine gesicherte Aussage möglich, aufgrund des methodischen Vorgehens. Um diese gesicherte Aussage zu ermöglichen müsste der Fragebogen weiterentwickelt werden.

Ein interessantes Thema für eine weitere empirische Studie wäre beispielsweise, die Rolle der Mitarbeiter beim Beschwerdemanagement näher zu analysieren. Ein Thema könnte lauten: Die Rolle der Mitarbeiter beim Beschwerdemanagement in stationären Altenpflegeeinrichtungen.

Verbesserungen können z. B. durch Schulungen, Fortbildungen und Projekte erreicht werden. Falls keine internen Ressourcen zur Verfügung stehen gibt es die Möglichkeit über externe Organisationen, z. B. Unternehmensberatungen, professionelle Hilfe einzuholen.

Zum Abschluss möchte ich noch kurz auf meine Erfahrungen mit dieser Studie eingehen:

Die Entwicklung und Auswertung meiner Studie war arbeitsreich, beispielsweise war die Fertigstellung der Briefe sehr zeitaufwändig. Ein wenig Unsicherheit meinerseits war trotz der gezielten Maßnahmen zur Rücklaufsteigerung die Zeitspanne des Rücklaufs von Fragebögen: ein Stück Ungewissheit blieb, ob die erforderliche Zahl erreicht würde. Die Auswertung der Fragebögen war für mich spannend und brachte neue Erkenntnisse. Abweichend von meinen Erwartungen, wurden viele nicht vorgegebene Antworten durch die Einrichtungen gemacht: trotz diesen Umstandes fand ich diese Antworten interessant und aufschlussreich. Insgesamt werte ich diese Studie als gute Erfahrung für mich.

Quellenverzeichnis

Bortz, J.; Döring N. (2006):
Forschungsmethoden und Evaluation für Human- und Sozialwissenschaftler. 4., überarbeitete Auflage, Heidelberg: Springer.

Diekmann, A. (2007):
Empirische Sozialforschung. Grundlagen, Methoden, Anwendungen. 18. Auflage, Reinbek bei Hamburg: Rowohlt-Taschenbuch-Verlag.

Flick, U. (o. J.):
Empirische Methoden. Studienbrief 2. Forschungsprozess und Auswahlverfahren. Studienbrief der Hamburger Fern-Hochschule.

Gerckens, R. (2005):
Empirische Methoden. Studienbrief 6. Computergestützte Datenanalyse. 1. Auflage. Studienbrief der Hamburger Fern-Hochschule.

Hallensleben, J.; Hansen, U. (2002):
Pflegemanagement 2. Studienbrief 7. Qualitätsmanagement – Grundlagen (1): Einführung. Studienbrief der Hamburger Fern-Hochschule.

Hein, B. (2009):
Berufsfelder in der Pflege: Qualifizierung. In: Lektorat Pflege; Menche N. (Hrsg.) (2009): Repetitorium Pflege heute. 2. Auflage, München: Elsevier, Urban & Fischer.

Kamphuis, C.; Kortüm, T. (2001):
Entwicklung eines kundenorientierten Beschwerdemanagements in der stationären und ambulanten Altenpflege. In: Poser, M. & Schlüter, W. (Hrsg.) (2001). Kundenorientierung & Beschwerdemanagement in der ambulanten und stationären Altenpflege. München: Neuer Merkur.

König, J. (2004):
Der MDK – Mit dem Gutachter eine Sprache sprechen. 5., aktualisierte und erweiterte Auflage, Hannover: Schlütersche Verlagsgesellschaft.

Kotler, P.; Keller, K. L.; Bliemel, F. (2007):
Marketing – Management: Strategien für wertschaffendes Handeln. 12., aktualisierte Auflage, München: Pearson Studium.

Lektorat Pflege; Menche, N. (Hrsg.) (2009):
Repetitorium Pflege heute. 2. Auflage, München: Elsevier, Urban & Fischer.

Lektorat Pflege; Menche, N. (Hrsg.) (2011):
Pflege Heute: Lehrbuch für Pflegeberufe. 5., vollständig überarbeitete Auflage, München: Elsevier, Urban & Fischer.

Mayer, H. O. (2009):
Interview und schriftliche Befragung – Entwicklung, Durchführung und Auswertung. 5., überarbeitete Auflage, München: Oldenbourg Wissenschaftsverlag.

Medizinischer Dienst des Spitzenverbandes Bund der Krankenkassen e.V. (MDS) (2009):
Qualitätsprüfungs-Richtlinien, MDK-Anleitung, Transparenzvereinbarung: Grundlagen der MDK-Qualitätsprüfungen in der stationären Pflege. Online im Internet:
„URL:http://www.mds-ev.de/media/pdf/2010-02-16-MDK-Anleitung_stationaer.pdf [Stand: 20.06.2011]".

Menche, N. (2011):
Begleitung in den einzelnen Lebensphasen: Alter. In: Pflege Heute: Lehrbuch für Pflegeberufe. Lektorat Pflege; Menche N. (Hrsg.) (2011). 5., vollständig überarbeitete Auflage, München: Elsevier, Urban & Fischer.

Meyers Lexikonredaktion (Hrsg.) (2008):
Meyers Taschenlexikon in einem Band. 9., aktualisierte Auflage, Leipzig/Mannheim: Meyers Lexikonverlag.

Müller, M. (2011):
Statistik für die Pflege: Handbuch für Pflegeforschung und – wissenschaft. 1. Auflage, Bern: Hans Huber.

Normenausschuss Qualitätsmanagement, Statistik und Zertifizierungsgrundlagen (NQSZ) im DIN Deutsches Institut für Normung e. V. (Hrsg.) (2000):
Qualitätsmanagementsysteme: Grundlagen und Begriffe (ISO 9000:2000). Auflage Dezember 2000, Berlin: Beuth Verlag.

Porst, R. (2000):
Question wording – Zur Formulierung von Fragebogen-Fragen. ZUMA, How-to-Reihe, Nr. 2.
In: Bortz, Jürgen; Döring N. (2006): Forschungsmethoden und Evaluation für Human- und Sozialwissenschaftler. 4., überarbeitete Auflage, Heidelberg: Springer.

Poser, M.; Schlüter, W. (Hrsg.) (2001):
Kundenorientierung & Beschwerdemanagement in der stationären und ambulanten Altenpflege. München: Neuer Merkur.

Robert Bosch Stiftung (2011):
: Einführung systematischen Beschwerdemanagements in Einrichtungen der Altenpflege gefördert durch die Robert Bosch Stiftung im Rahmen des Programms „Gemeinsame Projekte von Hochschule und Praxis" im Zeitraum März 2000 bis März 2002. Theoriepartner und Berichterstattung: Tinnefeldt G. Online im Internet: „URL:http://www.bosch-stiftung.de/content/language1/downloads/ 02020301_9_beschwerde.pdf [Stand: 27.09.2011]".

Ruprecht, T. (2003):
: Wahlpflichtfach Qualitätsmanagement. Studienbrief 4. Kundenbefragung.1. Auflage. Studienbrief der Hamburger Fern-Hochschule.

Schnell, M. W.; Heinritz C. (2006):
: Forschungsethik. Ein Grundlagen- und Arbeitsbuch mit Beispielen für die Gesundheits- und Pflegewissenschaft. 1. Auflage, Bern: Hans Huber.

Schröder, M.; Schulze, J. (1999):
: Qualitätsmanagement. In: Kerres, A.; Falk, J.; Seeberger, B. (Hrsg.): Lehrbuch Pflegemanagement I. Berlin/Heidelberg: Springer.

Stauss, B.; Seidel, W. (1998):
: Beschwerdemanagement. Fehler vermeiden – Leistung verbessern - Kunden binden. 2., überarbeitete Auflage, München/Wien: Hanser.

Stauss, B.; Schöler A. (2003):
: Beschwerdemanagement Excellence: State - of - the - Art und Herausforderungen der Beschwerdemanagement-Praxis in Deutschland. 1., Auflage, Wiesbaden: Gabler.

Stauss, B.; Seidel, W. (2007):
: Beschwerdemanagement. 3., Auflage, München/Wien: Hanser.

Thiele, G.; Büche, V.; Roth, M. (2007):
: Pflegewirtschaftslehre: für das Krankenhaus und die stationären und ambulanten Pflegeeinrichtungen. 2.,überarbeitete und aktualisierte Auflage, Heidelberg [u.a.]: Economica.

Tinnefeldt, G. (Hrsg.) (2001):
: Beschwerdemanagement: Qualitätssicherung ohne Umwege. Arbeitshilfen für die Praxis, Band 1. Arbeitsgemeinschaft zur Beratung von Einrichtungen und Diensten der Altenhilfe. 1., Auflage, o. O.: Tinnefeldt.

Weidlich, U. (2009):
: Qualitätssicherung und –management: Instrumente des Qualitätsmanagements. In: Lektorat Pflege; Menche N. (Hrsg.) (2009): Repetitorium Pflege heute. 2. Auflage, München: Elsevier, Urban & Fischer.

Weidlich, U. (2011):
Qualitätssicherung und –management: Instrumente des Qualitätsmanagements. In: Pflege Heute: Lehrbuch für Pflegeberufe. Lektorat Pflege; Menche N. (Hrsg.) (2011). 5., vollständig überarbeitete Auflage,
München: Elsevier, Urban & Fischer.

Anlage 1: Anschreiben

Arthur Becker   Mannheim, 14.07.2011

Studentische Forschungsstudie – freiwillig und anonym.

Thema:
Beschwerdemanagement in stationären Altenpflegeeinrichtungen der Metropolregion Rhein-Neckar als Teil des Qualitätsmanagement; ein Fragebogen.

Bitte nehmen Sie teil. Es dauert nur wenige Minuten- Danke!

<u>An die Heimleitung/Pflegedienstleitung bzw. QM-Beauftragte</u>

Sehr geehrte Damen und Herren,

Ich bin Krankenpfleger und arbeite seit einigen Jahren in der stationären Altenpflege. Berufsbegleitend studiere ich Pflegemanagement an der Hamburger Fern-Hochschule (HFH). Im Rahmen einer Forschungsstudie führe ich aktuell eine gleichzeitige Befragung der stationären Altenpflegeeinrichtungen der Metropolregion Rhein-Neckar durch. Ihre Anschrift habe ich aus den „Gelben Seiten" im Internet abgelesen (Stand:22.06.11).

Mit dieser Befragung möchte ich herausfinden wie stationäre Altenpflegeeinrichtungen mit dem Thema Beschwerdemanagement umgehen.

Möglicherweise erbitte ich sensible Daten von Ihnen, daher versichere ich Ihnen folgendes:

 a) Sie bleiben durch die Beantwortung der Fragen ungenannt. Weder der Fragebogen noch der Rückumschlag sind in irgendeiner Weise gekennzeichnet. Auch anhand der ausgefüllten einrichtungsspezifischen Angaben wird eine spätere Zuordnung zu ihrer Einrichtung nicht möglich sein, da ich den genauen Ort der Studie nicht nenne (Metropolregion Rhein-Neckar).

 b) Die Teilnahme an der Studie ist freiwillig.

 c) Es entstehen keine Gelder für Sie. In diesem Schreiben liegt ein vorfrankierter Rückumschlag für Sie bereit.

Die ausgefüllten Fragebögen gelangen direkt an meine Privatadresse. Sonst ist niemand befugt in die ausgefüllten Fragebögen Einsicht zu nehmen. Die Daten der Fragebögen werden in eine Statistik-Software übertragen und im Anschluss

ausgewertet. Eine spezifische Auswertung einzelner Fragebögen erfolgt nicht, die
eingesammelten Fragebögen werden in Ihrer Gesamtheit betrachtet.

Ich würde mich darüber freuen, wenn Sie meine Forschungsstudie unterstützen,
indem Sie den beigefügten **Fragebogen beantworten**. Sollten Sie teilnehmen
wollen, senden Sie mir bitte den ausgefüllten Fragebogen bis zum **25.08.2011** zu.

Sollten Ihrerseits noch Rückfragen bezüglich der Teilnahme/Studie bestehen
setzen Sie sich bitte mit mir in Verbindung.

Wenn Sie am Ergebnis der Studie interessiert sind, senden Sie mir einfach eine
Email. Sobald die Forschungsstudie beendet ist, werde ich Ihnen eine Zusammen-
fassung zusenden.

Mit freundlichen Grüßen

Arthur Becker

Anlagen:
-Fragebogen zur Forschungsstudie
-Frankierter Rückumschlag

Anlage 2: Fragebogen zur Forschungsstudie

Thema:
Beschwerdemanagement in stationären Altenpflegeeinrichtungen der Metropolregion Rhein-Neckar als Teil des Qualitätsmanagement; ein Fragebogen.

Eine studentische Forschungsstudie im Studiengang Pflegemanagement an der Hamburger Fern-Hochschule (HFH).

Teil 1. Allgemeine Angaben zur Altenpflegeeinrichtung

Bitte die zutreffenden Kästchen ankreuzen: x

1. Wie viele Bewohner betreuen Sie?
☐ weniger als 20
☐ 20 bis 50
☐ 51 bis 150
☐ mehr als 150

2. In welcher Trägerschaft befindet sich Ihre Einrichtung?
☐ privat
☐ freigemeinnützig
☐ öffentlich-rechtlich
☐ kirchlich

3. Wie lange ist die Gründung Ihrer Einrichtung her?
☐ < 5 Jahre
☐ 5 bis 10 Jahre
☐ 10 bis 15 Jahre
☐ > 15 Jahre

4. Welche Pflegeangebote bieten Sie? **(Mehrfache Angaben möglich)**
☐ Dauerpflege
☐ Kurzzeitpflege
☐ Tagespflege
☐ Nachtpflege

5. Gibt es in Ihrer Einrichtung eine Qualitätszertifizierung?

☐ nein
☐ ja, ist vorhanden

Teil 2. Angaben zum Beschwerdemanagement

1. Wird in Ihrer Einrichtung ein Beschwerdemanagement angewendet?
☐ nicht bekannt
☐ nein
☐ ja

Wenn Sie bei Frage 1 **„nein"** angekreuzt haben, brauchen Sie die restlichen Fragen nicht zu beantworten.

2. Wenn Sie ein Beschwerdemanagement anwenden, was sind Ihre wesentlichen Gründe dafür? **(Mehrfache Angaben möglich)**
☐ wirtschaftliche Gründe, um langfristig Finanzen zu sparen
☐ als Bestandteil des Qualitätsmanagements und der Qualitätssicherung
☐ Um Kundenzufriedenheit zu erhalten und zu fördern
☐ Sonstige Gründe
➢ Wenn ja, welche:

3. Ist es vorgekommen, dass externe Instanzen (z.B. MDK) von Ihnen ein Nachweis für ein Beschwerdemanagement sehen wollte?
☐ nein, nie
☐ ja, manchmal
☐ ja, oft
☐ ja, jedes Mal

4. Welchen Stellenwert besitzt das Beschwerdemanagement in Ihrer Einrichtung?

- ☐ Das Beschwerdemanagement ist uns nicht wichtig
- ☐ Das Beschwerdemanagement ist uns weniger wichtig
- ☐ Das Beschwerdemanagement ist uns wichtig
- ☐ Das Beschwerdemanagement ist uns sehr wichtig

5. Werden in Ihrer Einrichtung Maßnahmen zur Beschwerdestimulierung angewendet?

- ☐ nein
- ☐ ja, durch eine eindeutige Kommunikation gegenüber dem Kunden
- ☐ ja, per Anzeige in Informationsblätter
- ☐ Sonstige
- ➢ Wenn ja, welche:

6. Welche Form der Anwendung zum Beschwerdemangement wird bei Ihnen genutzt?

- ☐ Formulare
- ☐ EDV- Maskeneingabe
- ☐ Sonstige
- ➢ Wenn ja, welche:

7. Wer bearbeitet bei Ihnen normalerweise eingehende Beschwerden?

- ☐ Der Beschwerdeempfänger
- ☐ Die Mitarbeiter
- ☐ Die jeweilige Wohnbereichsleitung (WBL)
- ☐ Die Pflegedienstleitung (PDL)
- ☐ Die Heimleitung (HL)
- ☐ Die Qualitätsmanagementbeauftragte (QMB)
- ☐ Keine klare Zuständigkeit oder sonstige Person

8. Sind in Ihrer Einrichtung zeitliche Intervalle zur Beschwerdebearbeitung festgelegt?

☐ nein

☐ ja, ohne weitere Differenzierung

☐ ja, diese sind schriftlich und eindeutig festgelegt

9. Verfügen Sie über einen Standard, der den Umgang mit Beschwerden regelt?

☐ nein

☐ ja

10. Welche Verfahren zur Beschwerdeauswertung werden in Ihrer Einrichtung durchgeführt? (Mehrfache Angaben möglich)

☐ Keine

☐ Eine detaillierte Analyse des Falls

☐ Häufigkeitsverteilungen und Kreuztabellierungen werden angewendet

11. Wird in Ihrer Einrichtung eine Fortbildung zum Thema Beschwerdemanagement durchgeführt?

☐ nein

☐ ja, bei einem festzustellendem Schulungsbedarf

☐ ja, in regelmäßig zeitlichen Abständen

Vielen Dank, dass Sie den Fragebogen beantwortet haben! Hierdurch haben Sie mir sehr geholfen!
Ich möchte Sie nochmals darauf aufmerksam machen, dass die Teilnahme an der Befragung **freiwillig** ist und dass Ihre Angaben **anonym** datiert werden!
Bitte senden Sie mir den Fragebogen **unentgeltlich** in dem vorfrankierten Umschlag **bis spätestens 25.08.2011** zurück. Vielen Dank!

Mit freundlichen Grüßen

Arthur Becker

Anlage 3: Nicht vorgegebene Antworten von den stationären Altenpflegeeinrichtungen

Teil 1. Allgemeine Angaben zur Altenpflegeeinrichtung

2. In welcher Trägerschaft befindet sich Ihre Einrichtung?

sonstige Antwort:

(E 38): „freigemeinnützig" wurde angekreuzt und dazu geschrieben: „Verein".

5. Gibt es in Ihrer Einrichtung eine Qualitätszertifizierung?

sonstige Antwort:

(E 2): Kästchen wurden nicht angekreuzt; hinzugefügt wurde „wird vorbereitet".

Teil 2. Angaben zum Beschwerdemanagement

2. Wenn Sie ein Beschwerdemanagement anwenden, was sind Ihre wesentlichen Gründe dafür? (Mehrfache Angaben möglich)

☐ Sonstige Gründe

➢ Wenn ja, welche:

(E 2): „um im Gespräch zu sein mit Bewohnern und Angehörigen".

(E 5): „Fehler zu erkennen und künftig zu vermeiden".

(E 8): „kontinuierliche Verbesserung".

(E 9): „Sensibilität der MA zu fördern".

(E 11): „Vorgaben".

(E 41): „um Defizite in der Versorgung zu erkennen".

(E 46): „Beschwerden sehen wir als Chance um uns zu verbessern".

(E 51): „Um Mitarbeiter für Qualitätssteigerung zu sensibilisieren".

3. Ist es vorgekommen, dass externe Instanzen (z.B. MDK) von Ihnen ein Nachweis für ein Beschwerdemanagement sehen wollte?

sonstige Antwort:

(E 2): „ja, jedes Mal" wurde angekreuzt u. hinzugefügt „Heimaufsicht".

(E 8): „ja, jedes Mal" wurde angekreuzt u. hinzugefügt „Heimaufsicht und MDK".

(E 11): „ja, jedes Mal" wurde angekreuzt u. hinzugefügt „bei Prüfungen".

(E 51): „ja, jedes Mal" wurde angekreuzt u. „jedes Mal" durchgestrichen.

(E 53): „ja, manchmal" wurde angekreuzt u. „manchmal" wurde durchgestrichen.

5. Werden in Ihrer Einrichtung Maßnahmen zur Beschwerdestimulierung angewendet?

☐ Sonstige

➢ Wenn ja, welche:

(E 9): „Heim-Aufnahmegespräch; in den schriftlichen Unterlagen: Heimvertrag; durch Aushänge".

(E 22): „Kummerkasten".

(E 27): „Sprechstunden werden angeboten".

(E 41): „durch verschicken von Fragebögen".

(E 49): „Kummerkasten".

sonstige Antwort:

(E 1): das Kästchen wurde angekreuzt, jedoch nichts hinzugefügt.

6. Welche Form der Anwendung zum Beschwerdemangement wird bei Ihnen genutzt?

☐ Sonstige

➢ Wenn ja, welche:

(E 11): „Kommunikation/Sprache".

(E 12): „per Mail".

(E 23): „Gespräch".

(E 44): „Ideenkasten".

(E 45): „Gespräche mit dem Kunden".

(E 53): „persönlich, direkt bei der Geschäftsleitung".

sonstige Antwort:

(E 11): Formulare u. Sonstige wurde angekreuzt (s.o.).

(E 12): Formulare u. EDV-Maskeneingabe wurde angekreuzt; Sonstige wurde angekreuzt (s.o.).

(E 23): Formulare u. Sonstige angegeben (s.o.).

(E 44): Formulare u. Sonstige angegeben (s.o.).

(E 45): Formulare u. Sonstige angegeben (s.o.).

(E 53): Formulare u. Sonstige angegeben (s.o.).

(E 54): Formulare angekreuzt; EDV-Maskeneingabe angekreuzt u. hinzugefügt „bei der Auswertung".

7. Wer bearbeitet bei Ihnen normalerweise eingehende Beschwerden?

sonstige Antwort:

(E 5): Der Beschwerdeempfänger wurde angegeben u. hinzugefügt „und Weitergabe an". Die PDL wurde angekreuzt, die HL wurde angekreuzt, die QMB wurde angekreuzt u. hinzugefügt „manchmal".

(E 10): Der Beschwerdeempfänger, die Heimleitung, die QMB wurden angekreuzt; zusätzlich wurde hinzugefügt: „Mitarbeiter mit entsprechender Fachaufsicht mit beschwerderelevanten Arbeitsbereich".

(E 15): die Mitarbeiter wurde angekreuzt u. hinzugefügt „eventuell".

(E 17): Der Beschwerdeempfänger wurde angekreuzt u. hinzugefügt wurde die Zahl „1"; Die jeweilige WBL wurde angekreuzt u. hinzugefügt die Zahl „2"; Die PDL wurde angekreuzt u. hinzugefügt wurde die Zahl „2"; Die HL wurde angekreuzt u. die Zahl „3" hinzugefügt; Die QMB wurde angekreuzt u. hinzugefügt die Zahl „3".

(E 33): Der Beschwerdeempfänger, die jeweilige WBL, die PDL, die QMB wurden angegeben u. hinzugefügt „abhängig von der Beschwerde".

(E 35): Der Beschwerdeempfänger wurde angekreuzt u. hinzugefügt wurde die Zahl „1"; Die PDL wurde angekreuzt u. hinzugefügt die Zahl „2"; Die HL wurde angekreuzt u. hinzugefügt die Zahl „3".

(E 43): Die HL wurde angekreuzt u. hinzugefügt „und betreffende Person".

(E 46): Die HL wurde angekreuzt u. hinzugefügt: „beauftragt die Bereichsleitung, die für den Bereich in dem die Beschwerde ist, verantwortet".

(E 52): Der Beschwerdeempfänger wurde angekreuzt u. hinzugefügt „Sozialer Dienst".

(E 54): Der Beschwerdeempfänger wurde angekreuzt u. hinzugefügt „wenn er kann, er leitet aber auf jeden Fall weiter an Beschwerdemanagerin als kompetente Ansprechpartnerin". Die PDL wurde angekreuzt, die HL wurde angekreuzt, die QMB wurde angekreuzt u. zusammenfassend hinzugefügt: „je nach Wunsch der Problemlösung durch den Beschwerdeführer".

Keine klare Zuständigkeit oder sonstige Person wurde durchgestrichen u. hinzugefügt „HWL".

8. Sind in Ihrer Einrichtung zeitliche Intervalle zur Beschwerdebearbeitung festgelegt?

sonstige Antwort:

(E 25): Die Antwortmöglichkeit (ja, diese sind schriftlich und eindeutig festgelegt) wurde angekreuzt u. hinzugefügt: „Sofortige Bearbeitung".

(E 49): Die Antwortmöglichkeit (ja, diese sind schriftlich und eindeutig festgelegt) wurde angekreuzt u. hinzugefügt: „durch die regelmäßig durchgeführten Pflegevisiten".

(E 54): Die Antwortmöglichkeit (ja, diese sind schriftlich und eindeutig festgelegt) wurde angegeben u. hinzugefügt: „Höchstdauer ist definiert, sonst abhängig von Anlass und Wunsch des Beschwerdeführers".

10. Welche Verfahren zur Beschwerdeauswertung werden in Ihrer Einrichtung durchgeführt? **(Mehrfache Angaben möglich)**

sonstige Antwort:

(E 5): Die Antwortmöglichkeit (Häufigkeitsverteilungen und Kreuztabellierungen werden angewendet) wurde geändert:
„und Kreuztabellierungen" wurde durchgestrichen u. hinzugefügt:
„im Team und besprochen".

(E 54): (Häufigkeitsverteilungen und Kreuztabellierungen werden angewendet) wurde angekreuzt u. hinzugefügt: „als Übersicht".

11. Wird in Ihrer Einrichtung eine Fortbildung zum Thema Beschwerdemanagement durchgeführt?

sonstige Antwort:

(E 10): Die Antwortmöglichkeit (ja, in regelmäßigen zeitlichen Abständen) wurde angekreuzt u. hinzugefügt „(QM-Schulungen)".

(E 12): Die Antwortmöglichkeit (ja, bei einem festzustellendem Schulungsbedarf) wurde angekreuzt u. hinzugefügt: „Einarbeitung".

(E 46): Die Antwortmöglichkeit (ja, bei einem festzustellendem Schulungsbedarf) wurde angekreuzt u. hinzugefügt: „zur Zeit"; die Antwortmöglichkeit (ja, in regelmäßig zeitlichen Abständen) wurde angekreuzt u. hinzugefügt „am Anfang".

Anlage 4: Abbildungen zur Beschwerdeauswertung in den stationären Altenpflegeeinrichtungen

Wurde von der Altenpflegeeinrichtung zur Beschwerdeauswertung als Antwort angegeben: „Eine detaillierte Analyse des Falls"?

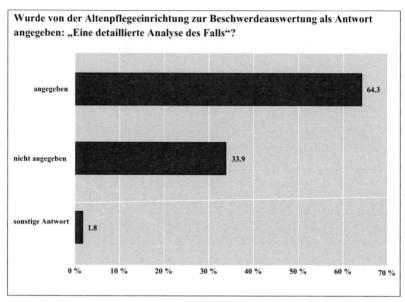

Abbildung: Beschwerdeauswertung durch eine detaillierte Analyse des Falls (Eigene Darstellung).

Wurde von der Altenpflegeeinrichtung zur Beschwerdeauswertung angegeben: „Häufigkeitsverteilungen und Kreuztabellierungen werden angewendet"?

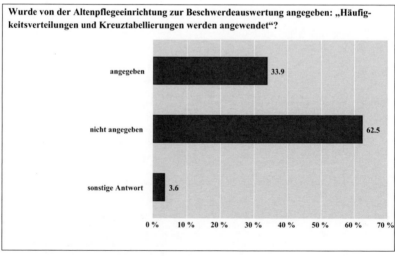

Abbildung: Beschwerdeauswertung durch Häufigkeitsverteilungen und Kreuztabellierungen (Eigene Darstellung).

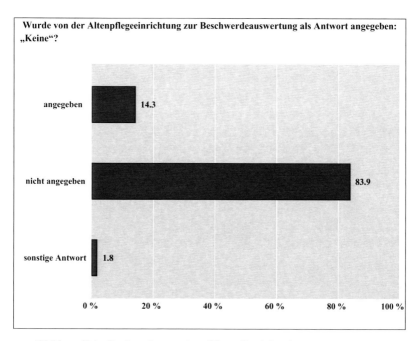

Abbildung: Keine Beschwerdeauswertung (Eigene Darstellung).